CURSO DE NUTRICIÓN
Y SALUD PARA
PRIMERO DE PRIMARIA

CURSO DE NUTRICIÓN Y SALUD PARA PRIMERO DE PRIMARIA

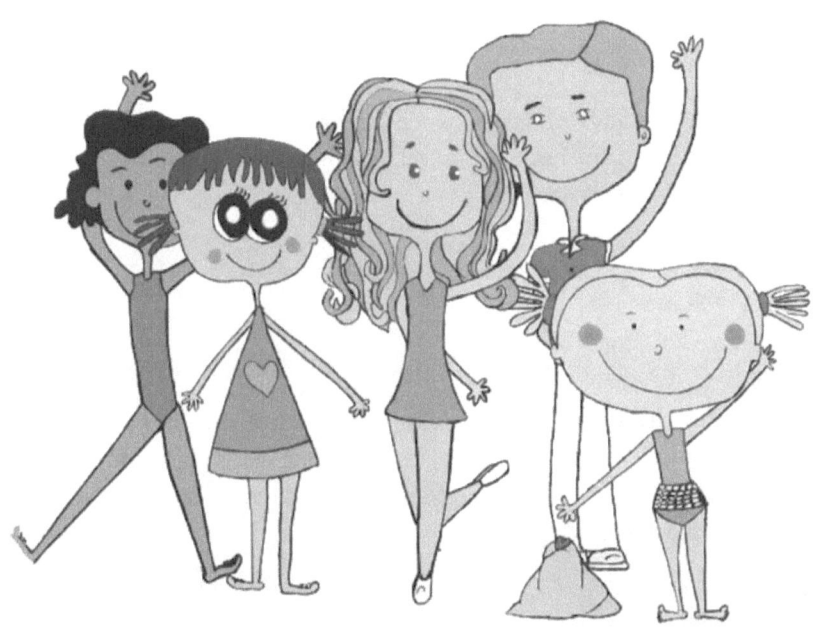

Primer grado de primaria

MARIO EDUARDO MARTÍNEZ SÁNCHEZ

LILIA VICTORIA SÁNCHEZ SÁNCHEZ

i

Este libro forma parte del proyecto internacional EDUSANU, de la Asociación Latinoamericana de Diabetes, cuyo objetivo principal es prevenir el desarrollo de Diabetes y de Obesidad a través de mejorar el estado de nutrición y salud de los niños, en los países latinoamericanos.

Para realizar pedidos de este libro, contacte con:
Palibrio
1663 Liberty Drive
Suite 200
Bloomington, IN 47403
Gratis desde EE. UU. al 877.407.5847
Gratis desde México al 01.800.288.2243
Gratis desde España al 900.866.949
Desde otro país al +1.812.671.9757
Fax: 01.812.355.1576
ventas@palibrio.com
650154

Libro de Nutrición y Salud de Primer Grado de Primaria

AVALADO POR:

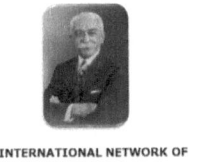

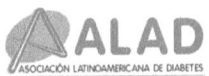

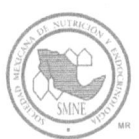

INTERNATIONAL NETWORK OF
PIERRE DE COUBERTIN SCHOOLS

ASOCIACIÓN LATINOAMERICANA
DE DIABETES

SOCIEDAD MEXICANA DE NUTRICIÓN
Y ENDOCRINOLOGÍA A. C.

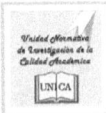

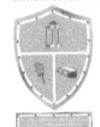

UNIDAD NORMATIVA DE INVESTIGACIÓN
DE LA CALIDAD ACADÉMICA

INSTITUTO COUBERTIN A. C.
DE MEXICO

AUTORES: Lilia Victoria Sánchez y Mario Eduardo Martínez

Diseño y revisión: Luz Astrid Martínez

Ilustraciones: Daniela Madián Martínez

Adaptación de contenidos a niveles cognoscitivos por grado escolar:

Martha Elena Vásquez y Diego Edgar López

Este libro forma parte de la serie de libros de textos de nutrición del Instituto Coubertin A. C. elaborados para cada uno de los grados escolares, desde primero hasta sexto de primaria y todos ellos están avalados por:

Comité Internacional Pierre de Coubertin y Red Internacional de Escuelas Coubertin. Siege Social Lausanne-Suisse. Case Postale 397. CH – 1001 Lausanne-Suisse.

Sociedad Mexicana de Nutrición y Endocrinología A. C. (SMNE)

Ohio No. 27 Col. El Rosedal, Delegación Coyoacán C. P: 04330 México D. F

Unidad Normativa de Investigación de la Calidad Académica. A. C. (UNICA).

Emilio Carranza núm. 400, Col. Reforma, Oaxaca, México

Instituto Coubertin de México. Calle San Andrés 113, Paraje San Andrés, Ejido Trinidad de Viguera, Oaxaca, México.

PRESENTACIÓN

A los padres de familia y profesores:

Felicidades, tienen ustedes uno de los libros que forman parte del proyecto internacional de educación en salud y nutrición (EDUSANU-LATINOAMERICA) de la Asociación Latinoamericana de Diabetes y del Instituto Coubertin de México, quienes promoverán la utilización de estos libros en las escuelas primarias de los países latinoamericanos de habla hispana con el objetivo de mejorar el estado de nutrición y de salud y prevenir el desarrollo de diabetes y de obesidad en los alumnos.

La educación en nutrición y salud es indispensable para el adecuado crecimiento y desarrollo de los niños y jóvenes; está demostrado que una buena alimentación y un estilo de vida saludable mejoran los procesos cognoscitivos de memoria, razonamiento y aprendizaje, lo que beneficia el rendimiento escolar, se favorecen además, las capacidades de relación y el éxito personal, familiar y social; si aunado a ello se fortalecen los valores, los alumnos podrán ser generadores del cambio social y propiciarán el cuidado del medio ambiente.

Por otra parte, a través de la educación en nutrición y salud se pueden evitar un gran número de enfermedades, lo cual es de gran importancia, ya que en los últimos años, se han incrementado en niños y jóvenes enfermedades que antes solo se manifestaban en la población adulta, como son: Diabetes tipo 2, hipertensión, elevación de colesterol y triglicéridos e infarto al corazón. En los países latinoamericanos, el sobrepeso y la obesidad afectan actualmente entre el 10% y el 20% de los niños, y del 30% al 40 % de los adolescentes, con un incremento del riesgo de desarrollar diabetes, hipertensión, colesterol y/o triglicéridos altos. La obesidad también se relaciona con depresión, dificultades para socializar, disminución de las capacidades de aprendizaje, de la capacidad física y del crecimiento normal, entre otros.

Las principales causas de lo anterior son: el cambio hacia malos hábitos de alimentación (consumo de azúcares, grasas, comidas rápidas, etc.), la falta de actividad física y estilos de vida inadecuados (ver televisión o estar en internet muchas horas, jugar videojuegos y otras actividades que no requieran de esfuerzo físico). Por sí sola, la inactividad física es un factor de riesgo independiente para enfermedades crónicas y se estima que es la causa de alrededor de 1.9 millones de muertes en el mundo.

La Organización Mundial de la Salud (OMS) en la Convención de Ginebra Suiza en el 2004, estableció la Estrategia Mundial sobre Régimen Alimentario, Actividad Física y Salud, donde recomienda a los gobiernos de todos los países del mundo que en las escuelas se lleve educación física todos los días, se promuevan hábitos de alimentación saludables y se limite en los comedores escolares la disponibilidad de alimentos altos en sal, azúcares y grasas.

La Sociedad Mexicana de Nutrición y Endocrinología A.C., la Asociación Latinoamericana de Diabetes y asociaciones de Argentina, Cuba y Brasil entre otras 18 asociaciones firmantes, publicaron en el 2005 la "Declaración de Acapulco", con una propuesta de acciones, algunas de ellas en el ámbito escolar, para prevenir la diabetes, dentro de las que incluye las recomendadas por la OMS y otras más, entre ellas la propuesta de que los niños lleven clases de nutrición como una asignatura obligatoria.

Tomando como base lo anterior, como investigadores de la Unidad Normativa de Investigación de la Calidad Académica (UNICA) elaboramos este Curso de Nutrición y Salud dirigido a los alumnos de educación primaria y secundaria, instaurándolo desde el ciclo escolar 2005-2006 ininterrumpidamente hasta la actualidad, como parte del Modelo Educativo Coubertin. Los resultados obtenidos cada año, han sido presentados en congresos Nacionales e Internacionales en México, Alemania, Portugal, Canadá, USA y Bolivia. En el 2008 y en el 2009 obtiene el primer lugar como trabajo de investigación en el Congreso Nacional de la Federación Mexicana de Diabetes. En el 2012 es premiado nuevamente y en el 2013 recibe el premio Enrique Pérez Pasten y una vez más, el primer lugar al demostrar que los alumnos del Instituto Coubertin tienen la menor prevalencia de obesidad y de sobrepeso en México.

En base a estos excelentes resultados, en el 2014 se presenta ante la Asociación Latinoamericana de Diabetes el proyecto del "Programa de implementación del Curso de Nutrición y Salud en las Escuelas Primarias de los Países Latinoamericanos", de enero a junio del 2015, con el objetivo de que a partir del ciclo escolar 2015-2016, se vayan integrando cada vez más escuelas para beneficiar al mayor número posible de niños latinoamericanos.

Coincidentemente en Octubre del 2014, la Organización Panamericana de la Salud (OPS), en su 53 º Consejo, aprobó el "Plan de Acción para la Prevención de la Obesidad en la Infancia y la Adolescencia". Para luchar contra la obesidad infantil que refirió ha alcanzado proporciones epidémicas.

Este plan establece entre sus líneas principales, acciones sobre la nutrición y la actividad física en las escuelas, lo que coincide con el programa EDUSANU-LATINOAMERICA que busca establecer en forma perdurable buenos hábitos de alimentación, de actividad física y de estilo de vida.

Esperamos contribuir en demostrar que la salud y la nutrición deben ser parte inseparable de los programas educativos en todas las escuelas de educación básica y que ello redundará en un claro beneficio hacia los niños y adolescentes, favoreciendo su óptimo y saludable desarrollo académico, físico y emocional, para hacer de ellos personas exitosas y capaces de transformar positivamente su entorno social, y por supuesto, al tener una población más saludable se reducirán los gastos en el ámbito de salud pública.

Estos libros están dedicados a los padres de familia porque ellos desean lo mejor para sus hijos y a ustedes, los profesores, que tienen la invaluable y noble labor de construir el futuro de las sociedades a través de la formación los niños y jóvenes.

Atentamente
:

Lilia Victoria Sánchez
Doctora en Educación
Rectora del Instituto Coubertin de México
Presidenta de la Unidad Normativa de Investigación
de la Calidad Académica A. C.
Miembro del Comité Internacional Pierre de Coubertin.

Mario Eduardo Martínez
Endocrinólogo y Nutriólogo.
Vicerrector del Instituto Coubertin de México
Subdelegado en México de la Asociación
Latinoamericana de Diabetes 2014-2016
Miembro del Comité Internacional Pierre de Coubertin.

Texto para el profesor

Este libro ha sido elaborado con el propósito de que los niños en el nivel primaria vayan conociendo y aprendiendo el porqué de la sana alimentación y de los buenos hábitos, la meta es alcanzar un estilo de vida que les de calidad, desde este momento y hasta su adultez. Los buenos hábitos –el buen equilibrio en la alimentación y el ejercicio diario- se deben trabajar todos los días, hasta lograr cambios paulatinos en la vida cotidiana. En la escuela, en el aula, profesores y alumnos, podrán establecer los ajustes necesarios acordes a sus comunidades o ciudades y a su cultura para establecer las bases de un buen estilo de vida.

Cambiar las costumbres y los hábitos para alcanzar una sana alimentación y buen estilo de vida no son tarea fácil, por ello, en cada una de las lecciones de este texto, se establecen pautas que pueden llevarnos a alcanzar el cambio. Estamos seguros que, con el conocimiento y ánimo que cada uno de ustedes profesores les ofrezcan a sus alumnos, podrán enriquecer este libro, y se alcanzará el objetivo de mejorar la vida de los niños y jóvenes de nuestro país.

Los temas de la nutrición y la salud han sido establecidos en este libro para facilitar la transversalidad y acoplarse a los planes y programas de educación de cada país. Por lo que se sugiere enlazar los temas y establecer en todo momento, la relación del conocimiento con la vida cotidiana de los alumnos, sin dejar de lado la motivación y la implementación de estrategias para poder alcanzar los objetivos.

¿Cómo está integrado este libro?

Sanita es el personaje protagónico que guía cada tema de "La Aventura de los Nutrientes". Durante el desarrollo del texto van presentándose diversos personajes, principales y secundarios, que coadyuvan en el proceso de enseñanza-aprendizaje. Cada uno de estos personajes entre los que se encuentran: Sanita, Mineralito, Vitaminita, Glucosita, Grasita y Proteinita, han sido diseñados exclusivamente para estos textos.

Sanita lleva de la mano al alumno para ir comprendiendo esta aventura, ella se convierte en su amiga y ejemplo a seguir. De manera general ella hace la introducción a cada uno de los temas y también realiza el cierre. Se hace también correlación con otras asignaturas, sentando las bases para reafirmar el conocimiento general de acuerdo al grado escolar.

**Los temas contienen
la siguiente estructura didáctica:**

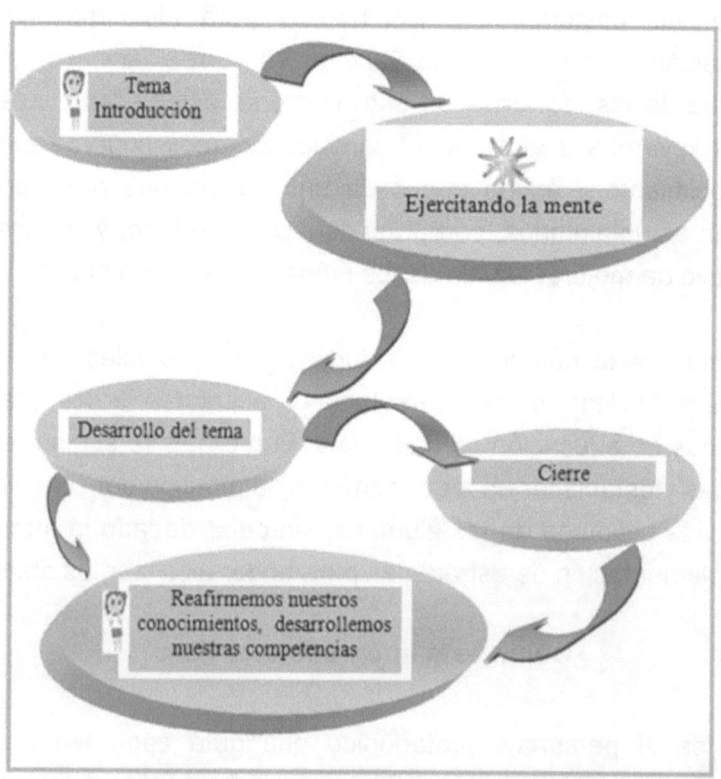

Después de que Sanita haga la presentación del tema y maneje una introducción, los alumnos podrán realizar diversas actividades para activar la mente, como dar un repaso, reforzar conocimientos adquiridos, revisar los conocimientos previos, y al mismo tiempo trabajar en equipo o de forma individual para compartir ideas y manifestar argumentos.

Enseguida se realiza el desarrollo del tema, a través de ejemplos, haciendo correlaciones con la realidad y/o contando historias. Posteriormente se hace un cierre motivacional en el que Sanita insta a los niños y niñas a llevar a la práctica lo que se está planteando como tema principal.

Por último, se manejan actividades con el título "Reafirmo mis conocimientos, desarrollo mis competencias", con lo que se busca que el alumno comprenda mejor, reflexione, aplique a la vida cotidiana, correlacione, interactúe, etc., y por supuesto que este sea capaz de aprender a aprender, de aprender a hacer y aprender a ser.

Todos los dibujos que se presentan solo delineados son para que los alumnos los coloreen.

ÍNDICE

SEGUNDO MÓDULO

FUNCIONES DE LOS NUTRIENTES, MÍ PROGRAMA DE EJERCICIO Y ESTILO DE VIDA

Tema 3: Funciones de los Nutrientes

Objetivos: Que los niños y niñas conozcan las funciones de los nutrientes y la importancia de cada una de estas.

Tema 4: Mi programa de ejercicio y de estilo de vida

Objetivos: Que nuestros alumnos conozcan la importancia de tener un programa de ejercicio, de estilo de vida y la forma de hacerlo.

TERCER MÓDULO

LOS NUTRIENTES CALÓRICOS Y NO CALÓRICOS

Tema 5: Los nutrientes calóricos
(Glucosita, Proteinita y Grasita)

Objetivos: Que los niños y niñas conozcan la clasificación de los nutrientes e identifiquen los nutrientes calóricos, las funciones que estos tienen en nuestro cuerpo, así como algunos de los alimentos en que se encuentran.

CUARTO MÓDULO

QUINTO MÓDULO

MI PIRÁMIDE DE ALIMENTACIÓN, EJERCICIO Y ESTILO DE VIDA

Objetivos: Que los niños y niñas construyan sus pirámides de alimentación, actividad física y estilo de vida.

PRIMER MÓDULO

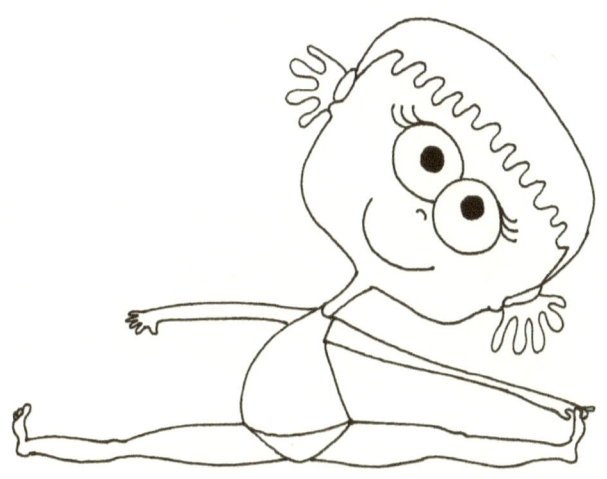

LA AVENTURA DE LOS NUTRIENTES, LO BUENO DEL EJERCICIO Y EL ESTILO DE VIDA

Tema 1

Tu salud y
la aventura de tus amigos
"Los Nutrientes"

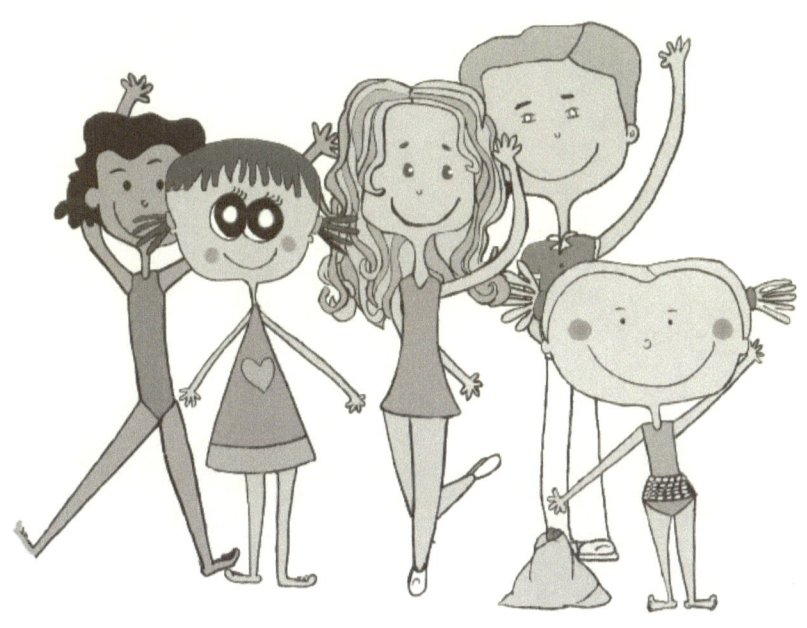

Objetivo: Que los niños y niñas entiendan qué es nutrición y salud, que conozcan a sus amigos "Los Nutrientes", las normas del buen comer y cómo entran los nutrientes a nuestro cuerpo.

Lección 1

Bienvenidos al Curso de Nutrición y Salud

Hola, soy Sanita y quiero ser
tu amiga toda la vida.

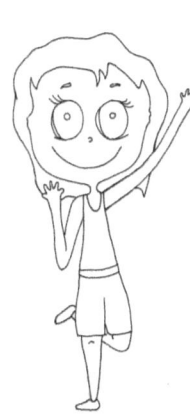

Sabes, me llamo así porque nunca
me enfermo y siempre estoy feliz.
Empezare por explicarte que
es nutrición y que es salud.

**Nutrición es lo que comes
todos los días y si aprendes a
comer bien tendrás salud.**

Estar sano o tener salud es:

No enfermarte
Hacer ejercicio
Y estar feliz

Yo quiero que todos los niños del mundo
aprendan a comer bien y a estar sanos por
eso en este curso te enseñare como hacerlo.

Lo primero que debes hacer es pedir
que te pesen, y te midan y escribirlo
aquí; será tu primera tarea.

TU NOMBRE: _____

TU FECHA DE NACIMIENTO: _____

EL LUGAR DONDE NACISTE: _____

PESO: _____KG. ESTATURA: _____CM.

CINTURA: _____CM. CADERA: _____CM.

Recuerda: *Cuando termine el curso pide
que vuelvan a pesarte y medirte para
ver cuánto creciste y mejoraste.*

Lección 2

Tus nuevos amigos "Los Nutrientes"

¡Hola! nosotros somos Los Nutrientes, al igual que Sanita, queremos ser tus amigos toda la vida.

Somos muy pequeños, tanto que necesitarías un microscopio para vernos.

Estamos atrapados en los alimentos y si tú aprendes a comer bien, nos podrás liberar para que entremos a tu cuerpo.

Nos gusta trabajar en equipo, y queremos que tú también lo hagas así, con tus compañeros en la escuela.

¡Da la vuelta a la hoja y conócenos!

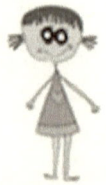 **Glucosita**, soy la más dulce y la que te da más energía.

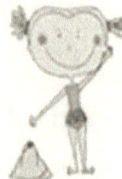 **Grasita**, soy muy suavecita y soy tu reserva de energía.

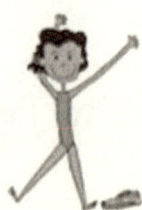 **Proteinita** soy la más fuerte y te ayudo a que te desarrolles y crezcas sanamente.

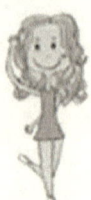 **Vitaminita** me encanta estudiar, y darle a tu cuerpo las vitaminas A, B, C, D y E.

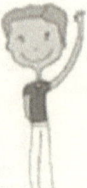 **Mineralito** soy muy Curioso, y siempre ando buscando para darte Calcio, fósforo y otros minerales.

Lección 3

Aprendiendo a comer para liberar a "Los Nutrientes"

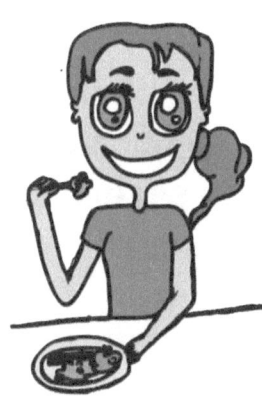

Hola amiguitos ¡buen día! Soy Sanita.

Todas las personas comemos varias veces al día, todos los días de nuestra vida, por eso es importante aprender a comer.

En tu país, ¿cuántas comidas acostumbran hacer al día?. Comenta con tus compañeros del aula acerca de esto.

Recuerda que debes comer cuatro veces al día y que cada comida tiene un nombre:

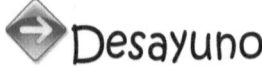 Desayuno

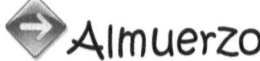 Almuerzo

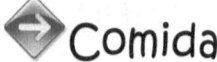 Comida

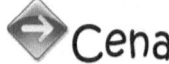 Cena

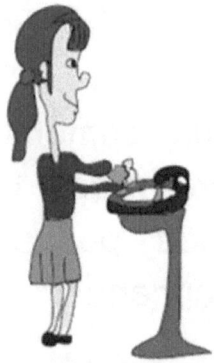

Hay que lavarnos las manos antes de comer, pues si están sucias, unos animalitos llamados "bacterias" te pueden enfermar y evitar que liberes a tus amigos "Los Nutrientes".

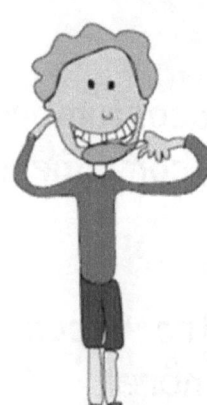

Come bocados pequeños y mastícalos bien.

Come despacio y sentado.
Toma líquidos para que pasen bien los alimentos a tu estómago.

Y al terminar de comer...
¡Hay que cepillarse los dientes para mantener limpia tu boca!

Reafirmo mis conocimientos, desarrollo mis competencias

Muy bien amiguito ¡ves que fácil es! Si haces todo bien, tus amigos los nutrientes te ayudaran a estar sano.

Lee el siguiente cuadro con atención.

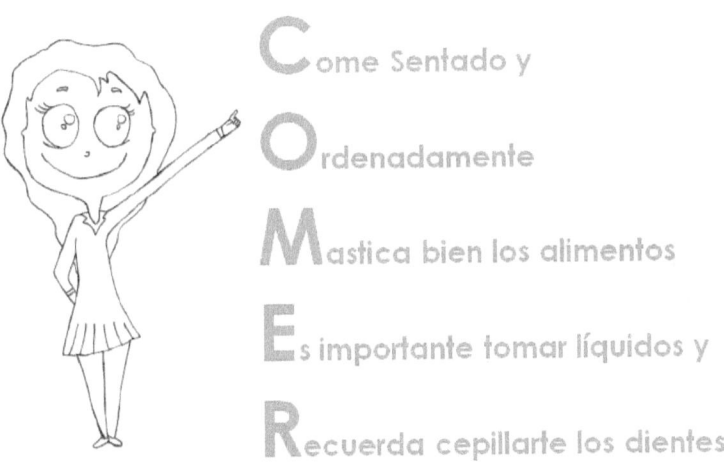

Antes de comer

Lávate las manos

Come Sentado y

Ordenadamente

Mastica bien los alimentos

Es importante tomar líquidos y

Recuerda cepillarte los dientes.

Lección 4

La entrada de los nutrientes a nuestro cuerpo

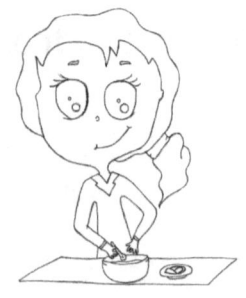

Hola, estamos en la cuarta lección ¿estás contento? yo sanita sí, y mucho ¿Recuerdas lo que vimos la clase anterior?

Escriban en el pizarrón lo más importante que aprendimos la clase pasada. Recuerda usar las mayúsculas y minúsculas correctamente.

¡Muy bien¡, ahora explicare algo muy interesante:

Cuando comes, los alimentos pasan a tu estómago y luego a tu intestino, donde los nutrientes se escapan de los alimentos y entran a tu cuerpo. ¡Que interesante! ¿No crees?

Estando dentro de tu cuerpo, los nutrientes empiezan a trabajar para darte energía, hacerte crecer y mantenerte sano, gracias a los nutrientes puedes jugar con tus amigos y tu familia.

Reafirmo mis conocimientos, desarrollo mis competencias

Aquí te presento a Susanita, quien nos muestra por donde pasan los nutrientes.

Escribe en el siguiente dibujo los nombres de los órganos de Susanita.

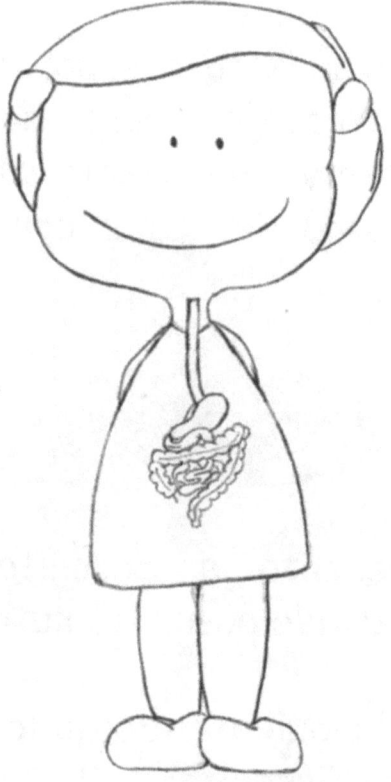

¡Nos vemos en la siguiente clase amiguitos!

Tema 2

Lo bueno del ejercicio y del estilo de vida

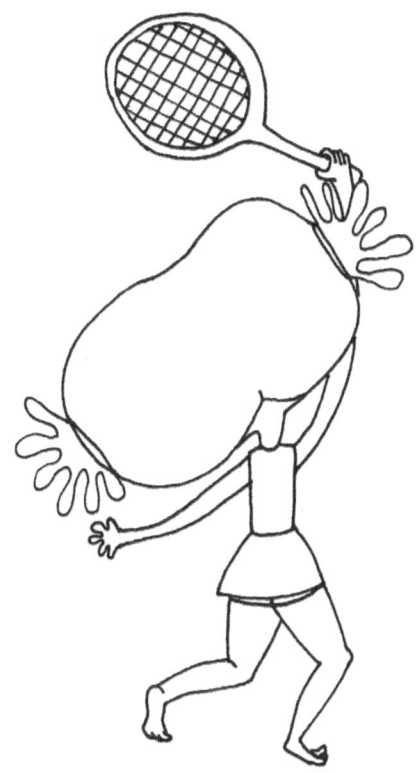

Objetivo: Que los niños y niñas comprendan qué es el ejercicio, el estilo de vida y sus beneficios.

Lección 5

El ejercicio

Hola peques, soy yo nuevamente, Sanita y quiero que aprendamos juntos.

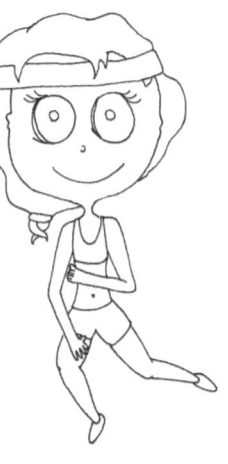

¿Sabes qué es el ejercicio? ¿has visto personas haciendo ejercicio? Hagan sus comentarios por turnos, recuerden que es importante levantar la mano y pedir la palabra para hablar en clase.

Estupendo, ahora pongan mucha atención y veamos qué es el ejercicio:

* **El ejercicio es moverte**
* Cuando juegas y corres con tus amigos estás haciendo ejercicio.

* Cuando juegas con la pelota, cuando mueves tus brazos y tus piernas es ejercicio.
* Cuando practicas un deporte, realizas el ejercicio de mejor manera.

El ejercicio debemos realizarlo todas las personas y hacerlo todos los días.

Bien amiguito, hemos aprendido que es el ejercicio. Practícalo todos los días como yo.

¡Adiós! Te estaré esperando en la próxima lección.

Reafirmo mis conocimientos, desarrollo mis competencias

Elabora un cartel donde escribas lo que más te gusto sobre el ejercicio y dibuja a alguien haciendo ejercicio. Péguenlo en un lugar visible en la escuela para que todos sepan que es el ejercicio.

Lección 6

El estilo de vida

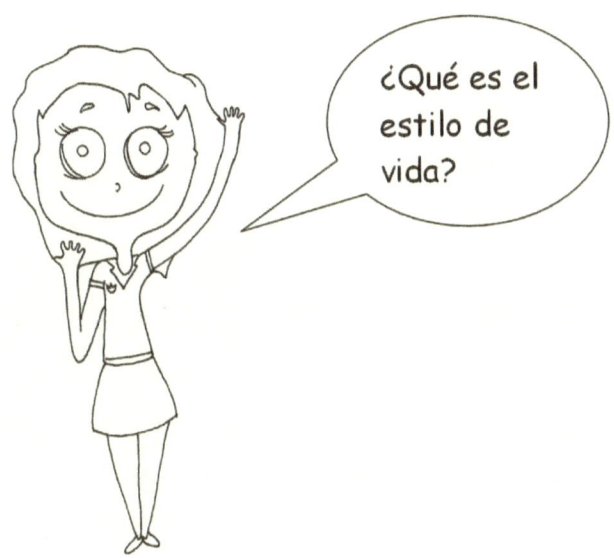

¿Qué es el estilo de vida?

¡Mmmm! que pregunta tan difícil.

¿Sabes qué es estilo? Reflexionen sobre lo que significa esta palabra con el apoyo de tu profesor. Busquen en la biblioteca, en diccionarios o enciclopedias que significa "estilo".

Y ahora, vamos a ver qué significa estilo de vida. Es muy fácil, estilo de vida es lo que acostumbras hacer. Por ejemplo, si todos los días te levantas temprano, te bañas y desayunas, eso forma parte de tu estilo de vida.

Hacer ejercicio todos los días es parte de mi estilo de vida

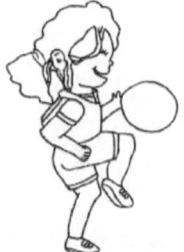

Vaya que interesante es esto del estilo de vida ¿no les parece? Bueno, yo Sanita, tu amiguita de la salud se despide de ti, y te aconsejo pensar en tu estilo de vida.

Reafirmo mis conocimientos, desarrollo mis competencias

Platiquen en el aula sobre sus estilos de vida. Reflexiona con tu clase sobre las siguientes preguntas.

¿Ustedes creen que hay estilos de vida buenos y malos?
¿Cómo podemos hacer mejor nuestro estilo de vida?

Lección 7

Lo bueno del ejercicio y el estilo de vida

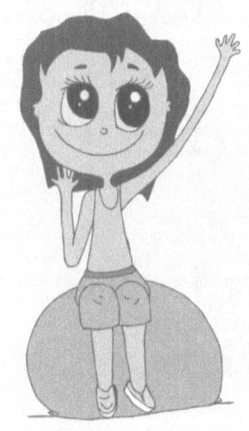 Hola amiguito soy Sanita.

¿Recuerdas lo que vimos la clase anterior? Escriban el tema que vimos con letras mayúsculas en el pizarrón.

Ahora te enseñaré porque es bueno hacer ejercicio y tener un buen estilo de vida.

Cuando haces ejercicio tu corazón late más rápido, más fuerte y tu sangre circula más rápido.

* Los nutrientes llegan rápidamente y todo tu cuerpo funciona mejor.

* Cuando estés haciendo ejercicio, tócate y sentirás que el corazón late más rápido y más fuerte.

Si también tienes un buen estilo de vida, eso te hará una persona más sana y feliz, por ejemplo:

➤ Levantarse temprano.
➤ Tener un horario para hacer la tarea.
➤ Comer con la familia.
➤ Bañarte todos los días.
➤ Practicar algún deporte.
➤ Comer verduras todos los días.

¡Todo eso forma parte de un buen estilo de vida!

¡Hasta la vista! me gustó mucho enseñarte más sobre este tema.

Reafirmo mis conocimientos, desarrollo mis competencias

Escribe que ejercicio realizas y lo que haces para tener un buen estilo de vida

----

Lección 8

Refuerzo lo aprendido

Hoy es tu primera evaluación de la asignatura de salud y nutrición, vamos a ver que has aprendido. Contesta las siguientes preguntas:

1. Estar sano o tener salud es:

   _____

2. Escribe un nombre de alguno de nuestros amigos Los Nutrientes:

   _____

3. El desayuno, almuerzo, comida y cena son los alimentos que debemos _____

4. Antes de comer debemos lavarnos las manos y al terminar debemos cepillarnos los _____

5. ¿Cómo debemos comer?

   _____

6. Los alimentos pasan por el estómago y de ahí al intestino, luego, los nutrientes se escapan de los alimentos y entran a tu

_____

7. Cuando te mueves eso es _____

8. En tu estilo de vida haces _____

10. En este curso has aprendido varias cosas que te servirán para _____

¡Que buenas respuestas! Yo, Sanita, creo que estás aprendiendo muy bien.

SEGUNDO MÓDULO

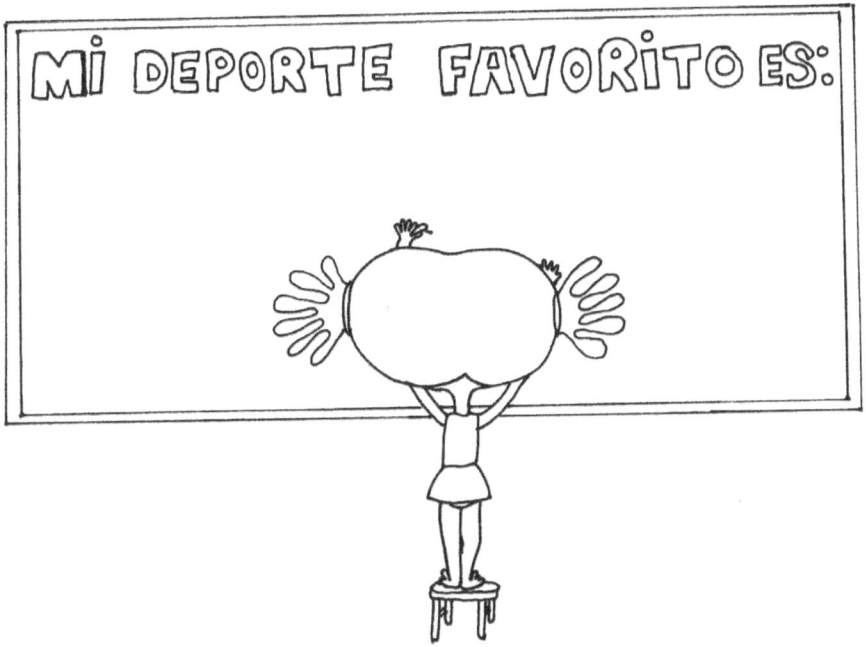

MI DEPORTE FAVORITO ES:

LAS FUNCIONES DE LOS NUTRIENTES, MÍ PROGRAMA DE EJERCICIO Y ESTILO DE VIDA

Tema 3

Funciones de los Nutrientes
Energética, plástica y reguladora

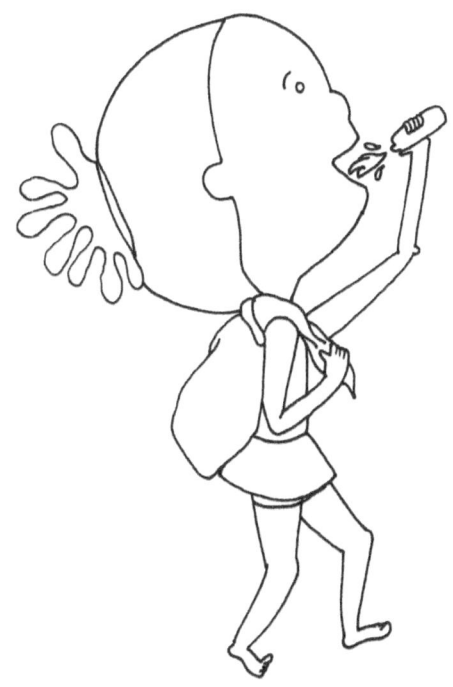

Objetivo: Que los niños y niñas conozcan las funciones de los nutrientes y la importancia de cada una de estas.

Lección 9

¿Para qué comemos?

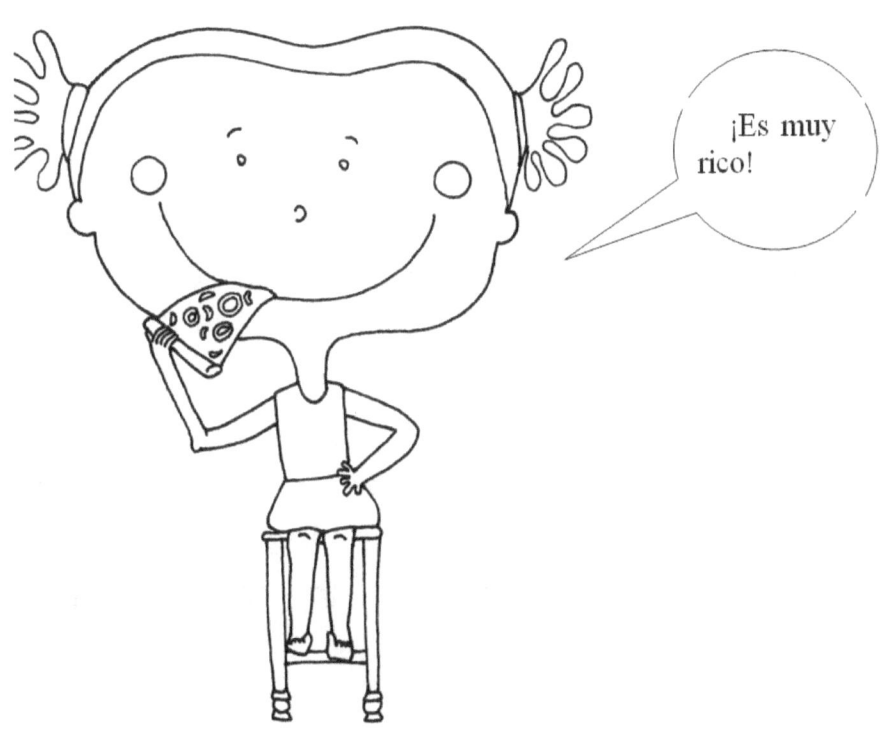

Hola, estoy de regreso y feliz de que hoy estés en clase. Y pregunto ¿Te gusta comer?

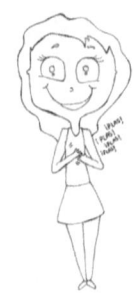

A todos nos gusta comer, y lo hacemos todos los días, pero ¿para qué comemos? Coméntalo con tu clase.

Yo, Sanita y todas las personas necesitamos comer para poder vivir. De la comida salen nuestros amigos "Los Nutrientes" que nos dan energía para caminar, hablar, reír, jugar y hasta para respirar.

Mira, si una persona deja de comer muchos días se le quitan las fuerzas, se enferma y si sigue sin comer puede llegar a morir.

Gracias a la comida crecen nuestros huesos, nuestros músculos y todo nuestro cuerpo.

Además, con una buena alimentación se pueden evitar muchas enfermedades.

No lo olvides: Los alimentos nos sirven para vivir, tener energía y para crecer, si aprendemos a comer bien también nos sirven para no enfermarnos.

Nos vemos en la siguiente lección.
Se despide de ti, Sanita.

Reafirmo mis conocimientos, desarrollo mis competencias

Escribe las palabras que faltan en la siguiente oración:
Los alimentos nos sirven para _____,
tener _____ y para _____
sí aprendemos a comer bien, también nos sirven para _____.

Cuando llegues a casa, cuéntale a
tu familia para qué comemos.

Lección 10

Comemos para tener energía

Ahora vamos a revisar que es la energía.

Qué piensas cuando lees e n e r g í a, escribe lo primero que te vino a la mente con la palabra energía y anótalo: _____

La energía nos sirve para hablar, caminar, reír, jugar, brincar y lo que hacemos todos los días.

La energía se mide en calorías y es la que mantiene calientito tu cuerpo.

LOS NUTRIENTES QUE TE DAN ENERGÍA SON

Glucosita   Grasita   Proteinita.

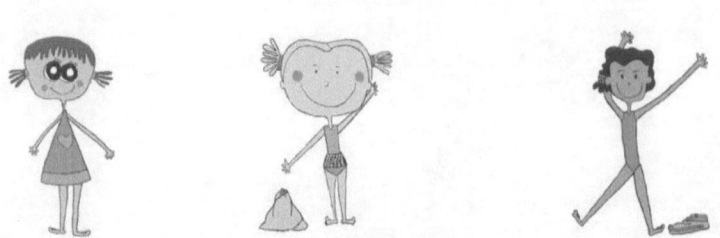

La energía se almacena en nuestro cuerpo en forma de grasa, formando nuestras reservas y esto significa que se guarda la energía para usarla cuando es necesario.

La energía también es utilizada para construir las células del cuerpo y hacernos crecer.

Glucosita es la que te da energía más rápido. Grasita guarda tu energía, para dártela cuando no te alcanza la que te da Glucosita.

Proteinita usa la energía, para construir las células del cuerpo y hacerlo crecer.

Reafirmo mis conocimientos, desarrollo mis competencias

Aprendimos que comemos para tener energía. Pon una palomita en la palabra que indica para que usamos la energía:

Saltar____ Correr____ Reír____ Crecer ____

Lección 11

Comemos para crecer y desarrollarnos

Ahora revisemos cómo es que los alimentos nos sirven para crecer.

¿Te acuerdas cómo eras de bebé?, ¿tienes fotos en tu casa? ¿eras muy pequeñito verdad? y ¿cómo fue que creciste?. Seguramente te paso esto, observa, aquí esta Lalito cuando era bebé y ahora que ya tiene siete años.

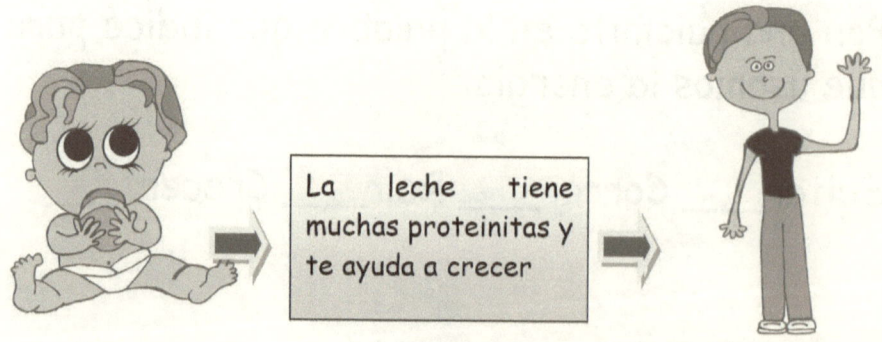

La leche tiene muchas proteinitas y te ayuda a crecer

A Proteinita le encanta construir y ella se encarga de formar las células y de hacer crecer el corazón, los pulmones, las manos, los pies y todo el cuerpo; si comes muchas proteinitas y haces ejercicio, crecerás más fuerte, más alto y sano.

Le leche, la carne y los huevos son alimentos que contienen muchas proteinitas que necesitas para crecer.

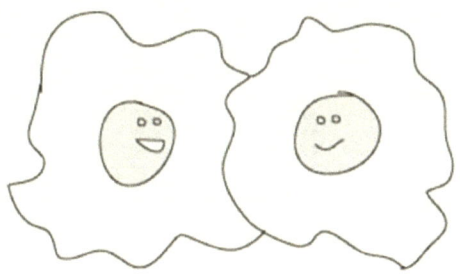

Gracias por acompañarme hoy en esta gran aventura de la nutrición y la salud, se despide de ti Sanita ¡hasta la vista!

Proteinita te ayuda a crecer, dibújala y coloréala.

Lección 12

Comemos para que nuestro cuerpo funcione bien

Saludos niños y niñas, hoy aprenderemos como nos ayudan los alimentos para estar sanos.

¿Recuerdas para qué comemos? Participa y comenta sobre el tema. Recuerda que hay que ir por turnos repetando a los demás.

Hoy veremos el tema de la "función reguladora", suena poco familiar pero no es difícil, por eso pon mucha atención.

Para que tu piel esté bonita y tú cabello sedoso (como el mío), se requiere de la función reguladora la cual llevan a cabo Vitaminita y Mineralito. Ellos se encargan de que tu cuerpo te defienda de muchas enfermedades.

Por eso es importante que consumas alimentos que contengan a vitaminas y minerales como las frutas y verduras, para que tus huesos y dientes estén fuertes.

Vitaminita y Mineralito ayudan a Glucosita, Grasita y Proteinita a mantener sano tu cuerpo. Todos ellos trabajan en equipo.

Escribe los nombres de los amigos nutrientes que ves aquí. ¿Quiénes son?

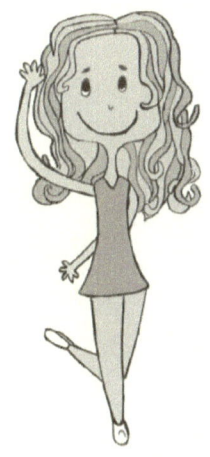

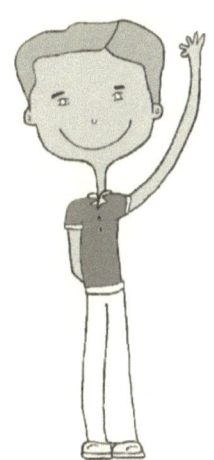

_____   _____

Tema 4

Mi programa de ejercicio y de estilo de vida

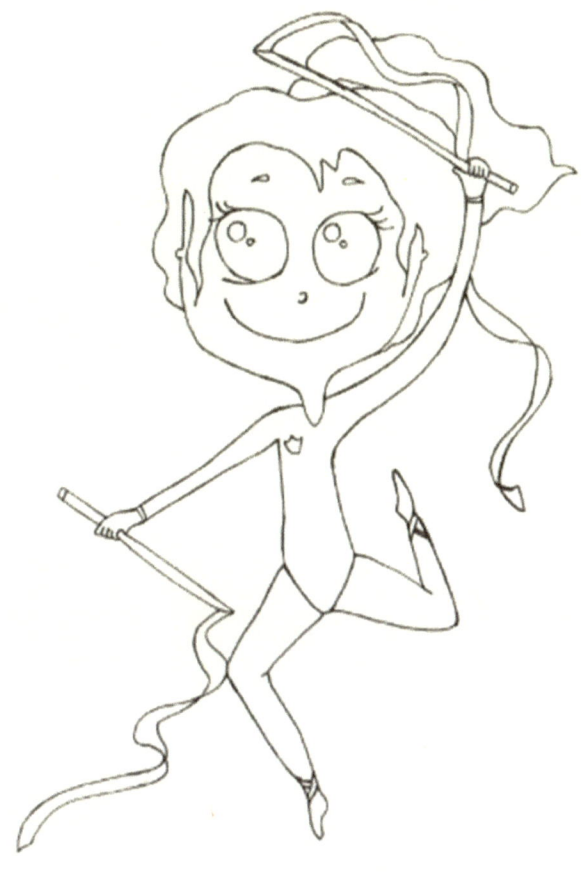

Objetivos: Que nuestros alumnos conozcan la importancia de tener un programa de ejercicio, de estilo de vida y la forma de hacerlo.

Lección 13

La importancia de tener "un programa"

Hola amiguitos buenos días, mi nombre es Activin, y Sanita me ha pedido que les enseñe un poquito.

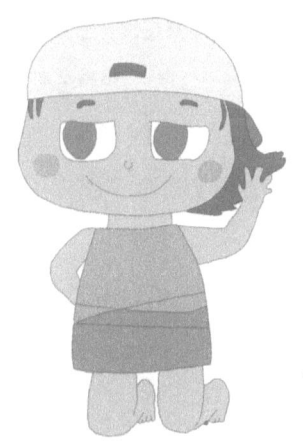

Por eso les pregunto si saben ¿Qué es un programa de ejercicio?

Bueno, en un programa escribes que días, a qué hora y cuánto tiempo realizarás una actividad, también se incluye cómo hacer ejercicio, estudiar, jugar con tus amigos y todo lo que tú quieras planear.

Y antes de continuar me gustaría que comentarán si saben qué es planear.

Planear es pensar que quieres hacer y luego, decidir cuándo lo puedes hacer. Por ejemplo tus papás pueden planear llevarte al parque, luego deciden llevarte el próximo domingo.

Y si escribes lo que planeas, entonces ya estás haciendo tu programa ¡qué fácil verdad!

Debes poner en tu programa actividades que te hagan ser y sentir mejor.

Por ejemplo, si te gustar montar bicicleta, puedes poner que usarás tu bici los lunes, miércoles y sábados de 4 a 5 de la tarde. Y si lo haces, esa actividad se volverá un hábito.

Tener un programa es planear lo que quieres hacer y eso te ayudara a cumplirlo y a ser mejor.

¡Está súper eso! así que ya lo sabes, en la próxima lección te enseñaremos a hacer tu programa. Hasta la próxima, se despide de ti, tu nuevo amigo Activin.

Reafirmo mis conocimientos, desarrollo mis competencias

Piensa, piensa y piensa y luego escribe que te gusta hacer, que días lo puedes hacer, durante qué tiempo y a qué hora.

Dibuja enseguida lo que te gustaría hacer todos los días.

Lección 14

Mi programa de Ejercicios

Hola, soy yo nuevamente, Activin.

¿Te acuerdas de lo que haremos hoy? La clase pasada te lo comenté.

Así es, hoy te enseñaremos a hacer tu programa de ejercicio.

Ya sabes que hacer ejercicio es muy importante para que los nutrientes puedan llegar bien a todo tu cuerpo.

Primero piensa que ejercicio te gusta hacer, como jugar futbol, basquetbol, ir a nadar, a correr, lo que tú quieras, y luego, que días te gustaría hacerlo y durante qué tiempo, y claro no olvides considerar a qué horas puedes hacerlo.

Ahora escríbelo y listo, eso que acabas de escribir es tu programa.

Enséñale a tu familia tu programa y pide que te ayuden a corregirlo, ellos te dirán si todo lo que escribiste puede hacerse.

Sabes que si cumples con tu programa de ejercicio, empezarás a formar tus hábitos, los que te ayudarán a ser "súper" siempre.

Observa, el programa de ejercicio de Activin

Los lunes, miércoles y viernes clase de Tae Kwon Do, de 4 a 5 de la tarde.

Los martes, jueves y sábado clases de natación, de 5 a 6 de la tarde.

Los domingos montar bici, de 9 a 11 de la mañana.

Pondré todo mi esfuerzo en cumplirlo, atentamente Activin.

Escribe tu programa de ejercicio y muéstraselo a tus papás para que te ayuden a realizarlo.

Lunes

_____

Martes

_____

Miércoles

_____

Jueves

_____

Viernes

_____

Sábado

_____

Domingo

_____

Lección 15

Mi programa de estilo de vida

Hola, yo soy Alegría, y Sanita me pidió que te ayudara a realizar un programa de estilo de vida.

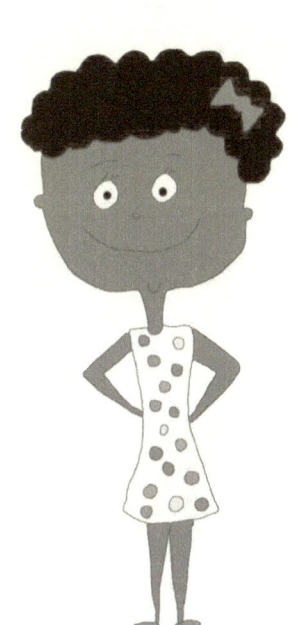

¿Te acuerdas lo que es estilo de vida? Revisa la lección nuevamente y comenten que es estilo de vida.

Exactamente, estilo de vida es lo que acostumbras hacer. Por ejemplo: ir a la escuela de lunes a viernes y salir de paseo con tu familia los fines de semana. Recuerda, si lo que acostumbras hacer lo haces siempre, ello se convierte en un hábito y esos hábitos formarán tu estilo de vida.

Si tienes buenos hábitos, tendrás un buen estilo de vida y ello te hará una mejor persona y eso es algo muy importante, hagamos ahora tu programa de estilo de vida.

Primero piensa que debes hacer para ser mejor y luego escríbelo, así de fácil es.

Pero lo más importante es que cumplas con lo que has escrito. Yo hice mí programa de estilo de vida con mis hábitos, te invito a que tú también lo hagas. Aquí te lo dejo.

*H*ay que Levantarse temprano todos los días.

*A*ntes que nada haz un poco de ejercicio.

*B*áñate siempre por la mañana.

*I*ngiere un desayuno ligero y nutritivo.

*T*emprano a la escuela debes llegar.

*O*bserva lo bueno, practícalo.

*S*obre todo has bien tus tareas.

Reafirmo mis conocimientos, desarrollo mis competencias.

Entonen con el maestro esta canción y aplaudan tres veces al terminar cada línea.

Un buen estilo de vida te hace

*M*ejor persona, porque...

*E*studias y aprendes.

*J*uegas y haces deporte,

*O*rganizate y se

*R*esponsable y ... empieza otras vez.

Lección 16

Reforzando lo aprendido

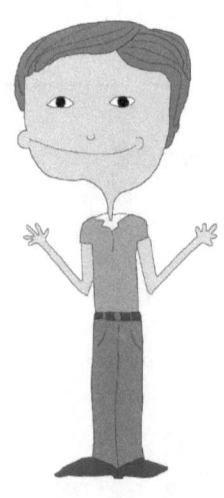

Hola soy el profesor Estudillo, y tengo algunas preguntas para ti. Seguramente todas las contestarás muy bien. ¡Adelante!

1. ¿Por qué es importante que hagas un programa de ejercicio?

_____

2. ¿Por qué es importante que hagas un programa de estilo de vida?

_____

3. ¿Cómo se hace un programa de ejercicio y de estilo de vida?

_____

Escribe dos de los buenos hábitos de tu estilo de vida y para que te sirven:

Hábito 1:
_____

Me sirve para:
_____

Hábito 2:
_____

Me sirve para:
_____

TERCER MÓDULO

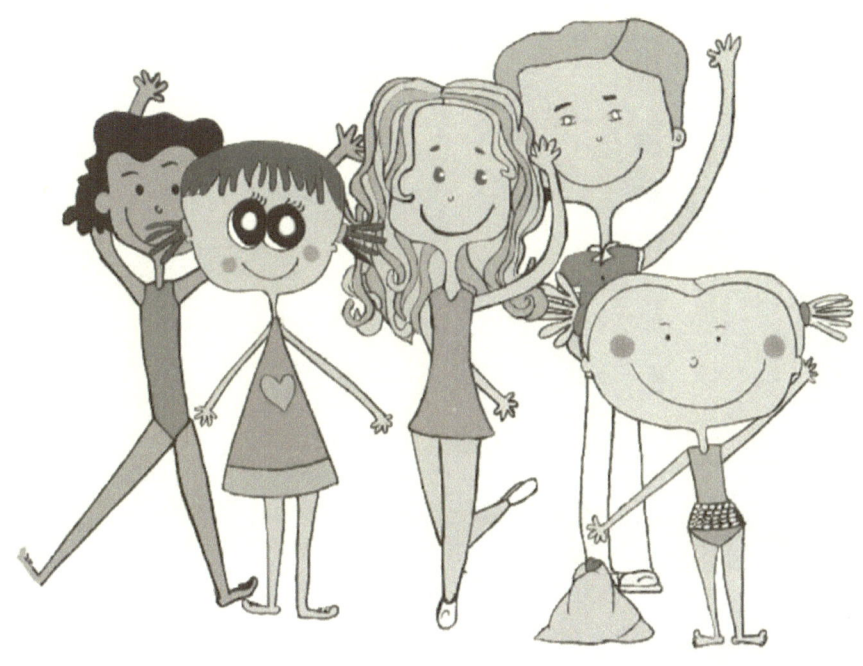

LOS NUTRIENTES CALÓRICOS Y NO CALÓRICOS

Tema 5

Los nutrientes calóricos
(Glucosita, Proteinita y Grasita)

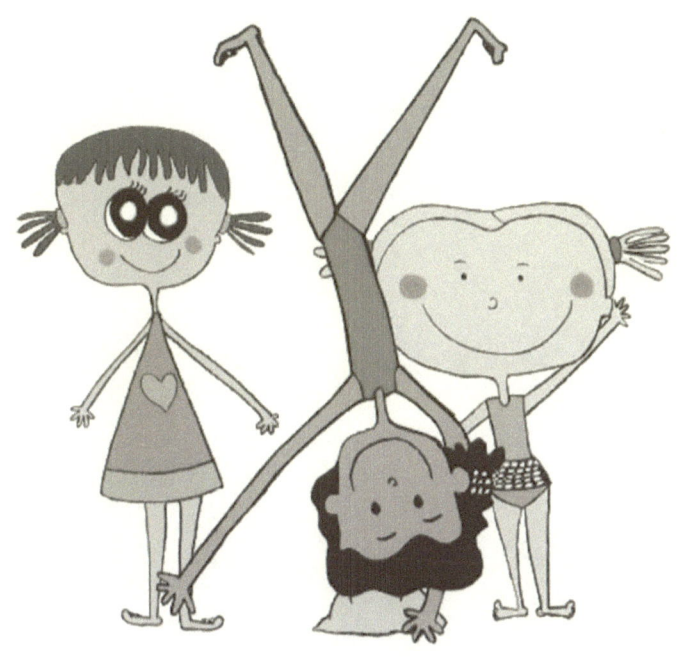

Objetivo: Que los niños y niñas conozcan la clasificación de los nutrientes e identifiquen los nutrientes calóricos, las funciones que estos tienen en nuestro cuerpo, así como algunos de los alimentos en que se encuentran.

Lección 17

¿Quiénes son los nutrientes calóricos y los no calóricos?

Sabías que: Nuestros amigos los nutrientes pertenecen a dos familias diferentes, unos son de la familia de los calóricos y otros de los no calóricos.

Busca en diferentes fuentes como en revistas científicas, qué son las calorías y escribelo en tu cuaderno.

Los nutrientes calóricos son llamados así porque dan calorías, las calorías son las que nos dan la energía para jugar, estudiar y hacer todas las actividades diarias.

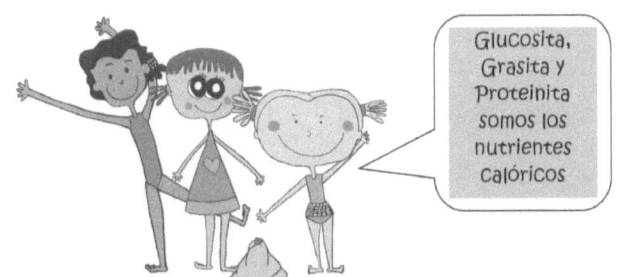

Glucosita, Grasita y Proteinita somos los nutrientes calóricos

Los nutrientes no calóricos son los que no dan calorías, también son muy importantes porque regulan muchas de las actividades de nuestro cuerpo.

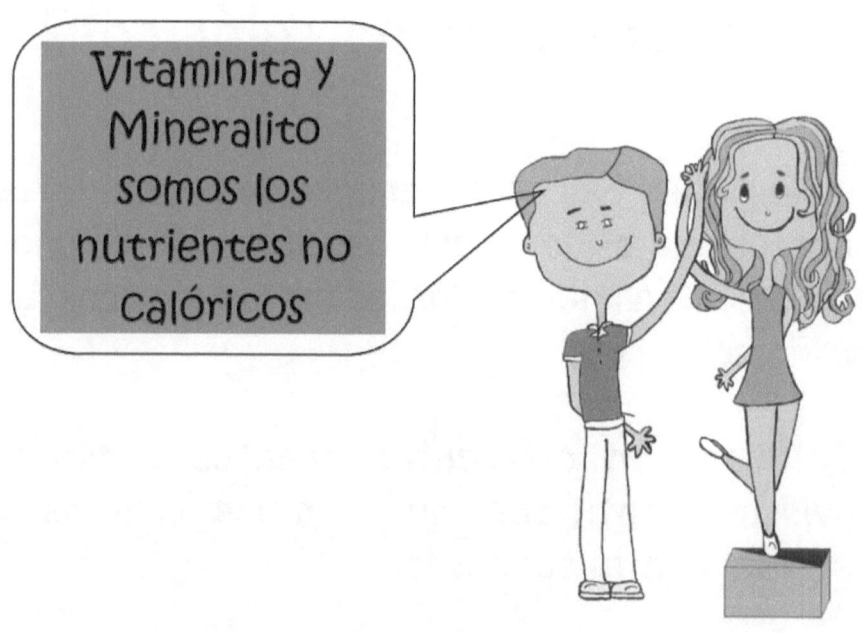

Vitaminita y Mineralito somos los nutrientes no calóricos

Vaya, esto si que es bueno para nuestro bienestar. Nos vemos chiquitos en la próxima lección. No dejen de estudiar lo que hemos visto hasta hoy.

Reafirmo mis conocimientos, desarrollo mis competencias

Al terminar este tema, comenten lo que aprendieron. Hay que trabajar en equipo como nuestros amigos, hagamos un gran dibujo de los nutrientes calóricos y de los no calóricos y pegarlo en el salón de clases.

Lección 18

Los azúcares o carbohidratos

Hola amiguitos, soy Glucosita y quiero que me conozcan mejor.

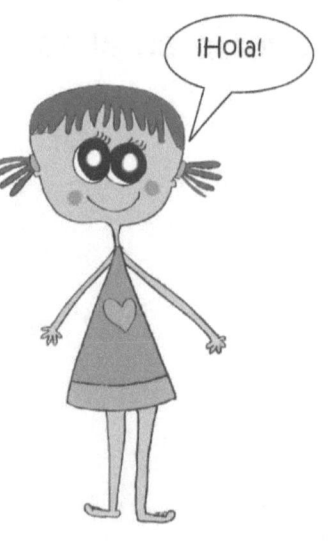

¡Hola!

Piensa en que alimentos conoces que contengan azúcares, pues ahí esta Glucosita. Comenten en dónde podrían encontrar más información sobre Glucosita.

En las siguientes líneas escribe cinco alimentos que contengan glucosa:

_____

_____

Soy Glucosita, la que da la mayor parte de energía al cuerpo humano. Eso es porque estoy en todos los alimentos con azúcares (que también se llaman carbohidratos).

¿Qué rica soy verdad?, le doy el sabor dulce a las frutas, pero también estoy en alimentos que no saben tan dulces, como la tortilla, el pan, las pastas, el arroz y hasta en algunas verduras donde me acompañan vitaminita y mineralito.

También estoy en todos los dulces pero ahí estoy solita, por eso es mejor que comas pocos dulces y que me obtengas más de otros alimentos.

Muy bien amigo, estoy contenta de que hayas aprendido en que alimentos estoy. Adiós, nos veremos pronto.

Encierra en un círculo los alimentos que tienen a Glucosita (azúcar o carbohidratos).

manzana   Pan   Cebolla

uva   caramelo

Piña

Lección 19

Las grasas

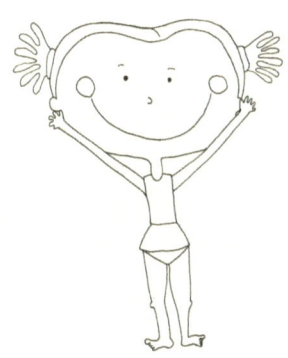 Hola, soy Grasita, tu amiga, soy la que mantiene calientito tu cuerpo, y al igual que Glucosita también te doy energía.

Me gusta mucho ahorrar, por eso guardo la energía para dártela cuando es necesario. Estoy en la leche, los huevos, los aceites y en muchos otros alimentos.

Recuerda: es importante que no comas alimentos muy grasosos, porque puedes subir de peso más de lo debido.

Sabes, la leche es un gran alimento, porque ahí estamos todos los nutrientes, por eso debes tomarla diariamente.

Bueno, aprende que a mí, Grasita, me encuentras en estos alimentos:

→ Leche

→ Queso

→ Huevos

→ Carnes

→ Aceites

No olvides amiguito que soy tu reserva de energía. Hasta la vista, se despide de ti Grasita.

¿A qué crees que me dedico y a quienes consideras que ayudo? Coméntenlo en clase antes de continuar.

Reafirmo mis conocimientos, desarrollo mis competencias

Dibuja alimentos que tengan grasitas.

Lección 20

Las proteínas

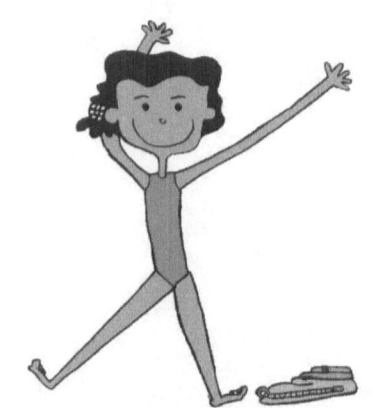

Hola amiguito, yo soy proteinita, soy arquitecta y me gusta construir tu cuerpo, yo te ayudo a crecer.

Cuando no te alcanza la energía que te dan Glucosita y Grasita, yo también te doy energía.

Los alimentos en que me encuentras son:

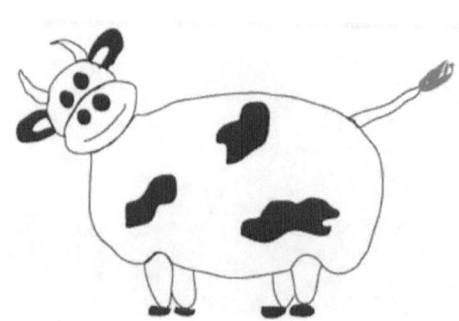

En todas las carnes, por ejemplo:
- o Pollo
- o Pescado
- o Res
- o Cerdo

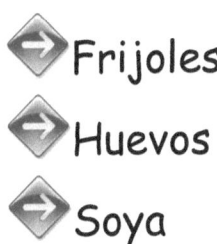 Frijoles

Huevos

Soya

De las carnes, dale preferencia a las de pollo y pescado, ya que de ellas liberan mejor las proteínas que necesita tu cuerpo.

¿Sabías que los frijoles son uno de los alimentos más completos del mundo? Además contienen proteínas. En México y varios países de Latinoamérica se consumen frijoles, en algunos como en Perú son parte del plato principal. Mmmmmh! Qué ricos los frijoles.

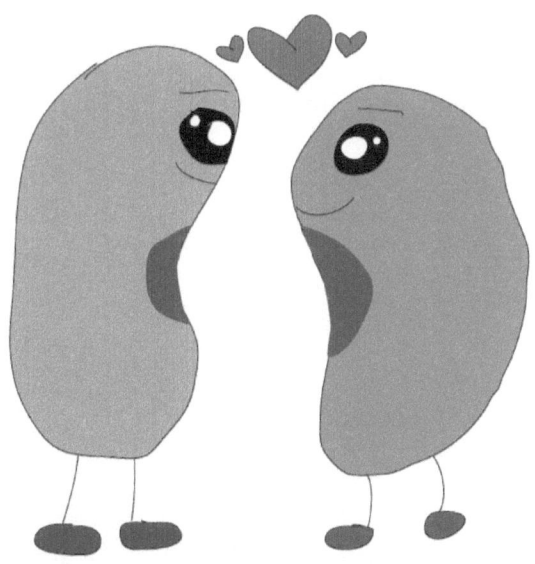

Consulta en que otros países se consumen los frijoles. Anota los nombres de esos países. Debes considerar en que cuentas con varios recursos para investigar sobre el tema, como revistas, libros o enciclopedias. Acude a la biblioteca.

_____, _____, _____

_____, _____, _____

Tema 6

Los nutrientes no calóricos, el agua y la fibra

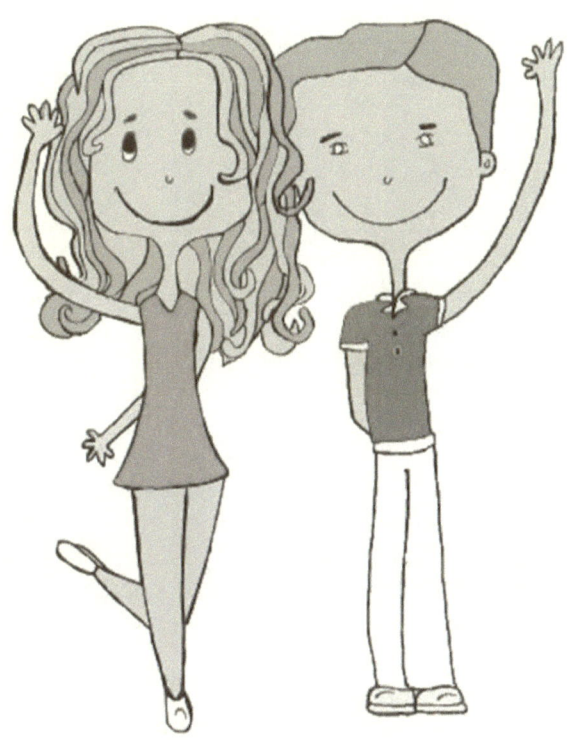

Objetivo: Que los pequeños identifiquen los nutrientes no calóricos, así como el agua y la fibra, así como las funciones que tienen en nuestro cuerpo y algunos de los alimentos en que se encuentran.

Lección 21

Las vitaminas

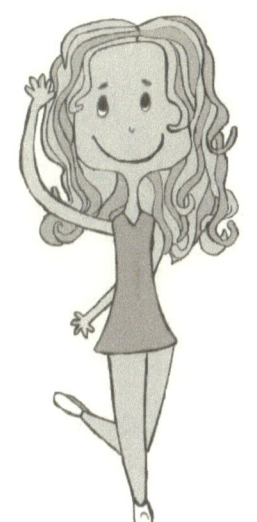

Hola peques, ¿cómo están? soy Vitaminita y les quiero platicar sobre las vitaminas que le doy a tu cuerpo, para que sirven y en que alimentos las puedes encontrar.

¿Has escuchado hablar de las vitaminas? Coméntenlo. Investiguen en la clase que son las vitaminas y cuántas existen.

Las vitaminas tienen nombre de letras, y son:

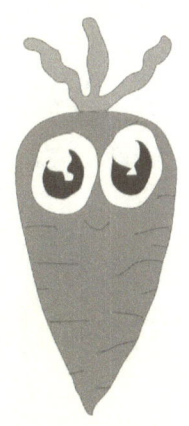

Vitamina A: es muy importante para nuestra visión, La encontramos en muchos vegetales, pero el que más contiene vitamina A es la zanahoria.

También contienen vitamina A, la leche, el huevo y el hígado.

Vitamina B: es muy útil para nuestros nervios, su deficiencia causa debilidad muscular. Las verduras frescas son una fuente rica de vitamina B.

Vitamina C: ayuda a mantener sana tu piel, mejora tus defensas y evita que te de gripa. La encontramos en limones, naranjas y otros alimentos.

Vitamina D: esta ayuda al crecimiento de los huesos, se produce en nuestro cuerpo, pero para ello necesita de la ayuda de mineralito que nos da el calcio.

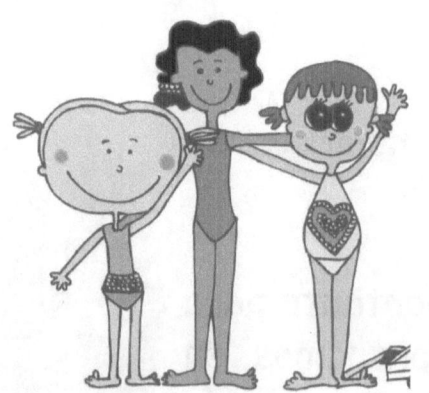

Debemos recibir sol en nuestra piel, para que nuestro cuerpo produzca la vitamina D.

Así que ya sabes amiguito, hay que asolearse un poquito, yo Sanita y mis amigas siempre lo hacemos, pero no mucho, recuerda que también el exceso perjudica.

Vitamina E: es muy importante para mantener activas nuestras defensas contra las bacterias, participa en el mantenimiento de nuestro sistema inmunológico.

Folatos: son otro grupo importante de vitaminas, de las cuales se deriva el ácido fólico, el cual es muy importante en las mujeres embarazadas para que su bebe se desarrolle bien.

Vitamina K: sirve para que tú sangre esté muy sana y si te cortas ayuda a que tu piel cicatrice.

Recuerda las letras de las vitaminas, A, B, C, D Y E, y no olvides la F de Folatos y a la vitamina K.

Coloca la letra de la vitamina que falta en la siguiente canción

Este es el canto de las vitaminas
Si me lo aprendo sabré mucho de ellas.

La vitamina __A__ es para mi visión,
La Vitamina ____, es para mis nervios,
La ____ mejora mis defensas
Y la ____, hace crecer mis huesos

La vitamina ____ mejora mi sistema
Y defiende mi cuerpo de bacterias
Los _____ son importantes en el embarazo
Y la Vitamina _____ mantiene sana mi sangre.
IMAGE42

Lección 22

Los minerales

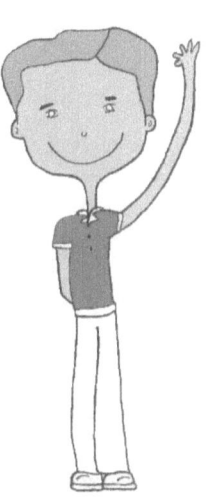

¿Recuerdan a nuestro amiguito Mineralito? Comenta con tus compañeros quién es él.

Mineralito se encarga de darle los minerales a nuestro cuerpo ¡que trabajador!

Mineralito nos da 12 minerales

Los que necesitamos en mayor cantidad son:
> Calcio, hierro, fósforo, magnesio, sodio y potasio.

Los que necesitamos en menor cantidad son:
> Zinc, cromo, cobre, flúor, yodo, selenio.

Pero para que mineralito te de estos minerales, debes comer muchas verduras que son la fuente más rica de minerales. Ahora te diremos para que utiliza tu cuerpo a los minerales.

El Calcio fortalece tus huesos
El Flúor fortalece tus dientes
El Hierro fortalece tu sangre

El calcio lo encontramos principalmente en la leche y los huevos. En tu libro de segundo año, te enseñaremos más sobre las funciones de los minerales.

Gracias Mineralito por enseñarnos tu dedicación. Y Yo, Sanita, nuevamente les digo adiós al terminar otra lección.

Reafirmo mis conocimientos, desarrollo mis competencias

Elaboren unas fichas con los nombres de los minerales. En la parte de atrás, anoten que fortalece en nuestro cuerpo ese mineral. Guarden las fichas en un lugar especial.

Lección 23

El agua y la fibra

Hoy vamos a hablar de dos amigos de los nutrientes, estos son el agua y la fibra, pero antes...

Saca las fichas con los nombres de los minerales, pongálas en su mesa con el nombre del mineral hacia arriba. Comenten sobre cómo nos fortalecen los minerales; luego voltén las fichas y lean lo que dice.

Ya recordamos lo importantes que son los minerales. Ahora... ¡immmmmh! Recordemos qué rica es el agua ¿verdad?, yo Sanita, siempre tomo suficiente. El agua es necesaria para vivir.

¡Yomi!, ¡Yomi!, ya me prohibieron que me tome a mi misma pero soy muy rica sobre todo cuando estoy pura

El agua es la que hidrata nuestra piel, la que hace líquida la sangre para que se puedan transportar en ella nuestros amigos "Los Nutrientes".

También, el agua es necesaria para la digestión, la respiración y todas las funciones de nuestro cuerpo. Por ello es importante tomar todos los días agua y la mejor es el agua natural.

Incluye en tus hábitos y estilo de vida, tomar dos o tres vasos de agua natural al día y tu cuerpo se sentirá y funcionará mejor.

La fibra nos ayuda a tener una buena digestión y regula la absorción de nuestros amigos "Los Nutrientes", además la fibra ayuda a que nuestro cuerpo elimine los residuos de los alimentos cuando vamos al baño.

Hay que comer alimentos con fibra todos los días. Nos vemos amiguitos.
Atentamente Sanita.

Reafirmo mis conocimientos, desarrollo mis competencias

Vitaminita dice que fue a correr, de acuerdo a lo que aprendiste en esta lección, ¿qué debe hacer para mantenerse sana?

_____

Ayúdala a verse más bonita y píntala.

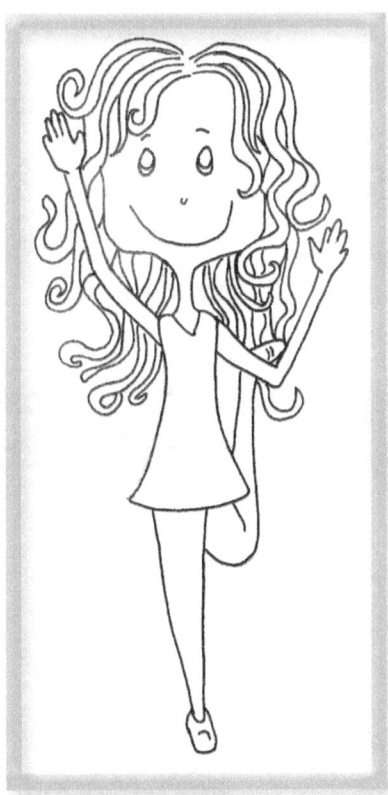

Lección 24

Reforzando lo aprendido

Responde las siguientes preguntas:

1. Anota la primera letra de los nutrientes calóricos.

   ____lucosita   ____rasita   ____roteinita

2. Subraya a los nutrientes no calóricos.

   Vitaminita   Azúcar   Mineralito

3. En qué alimentos esta glucosita (azúcar), recuerda que es dulce. Escribe tres.

   _____

   _____

4. ¿Recuerdas las letras de las vitaminas? Escríbelas y ponle un color diferente a cada una.

_____

5. Escribe por qué es muy trabajador Mineralito.

_____

CUARTO MÓDULO

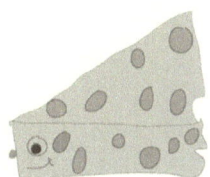

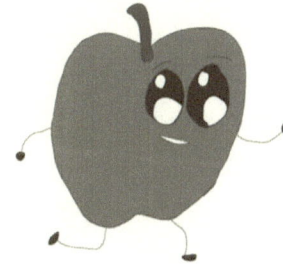
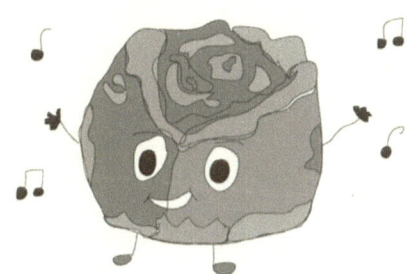

LOS GRUPOS DE ALIMENTOS

Tema 7

Frutas, verduras, cereales, pastas, lácteos y derivados

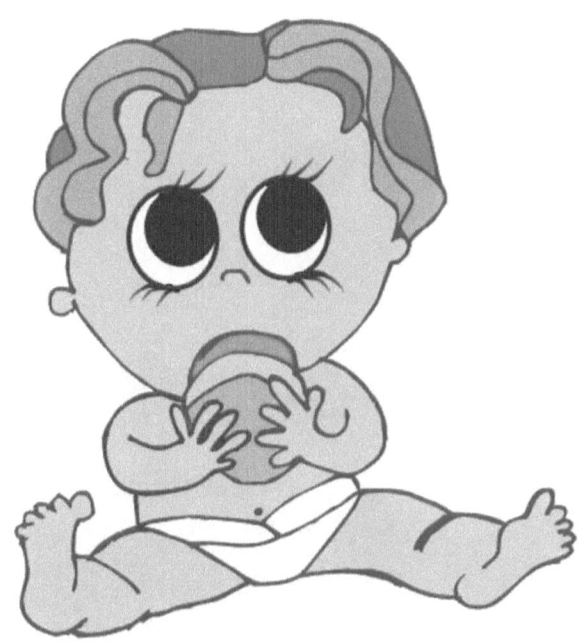

Objetivo: Que nuestros alumnos conozcan la clasificación de los grupos de alimentos e identifiquen los alimentos de los grupos de frutas, verduras, cereales, pastas, lácteos y derivados, así como algunas de las características de cada uno de ellos.

Lección 25

Los grupos de alimentos

Antes de iniciar esta clase recordemos
lo que vimos la vez anterior.

Comenta con tu clase, por qué es
importante tomar agua varias veces al día.

¡Muy bien!, ahora te pregunto:

¿Sabías que los alimentos se reúnen en grupos
y además cada grupo tiene un color?

Sí, así es más fácil identificar los nutrientes
que contienen. Este color los identifica en
todo el mundo como si fueran varios equipos
de futbol, cada uno con uniformes diferentes

Y esos grupos de alimentos son:

ROJO:	Las frutas.
VERDE:	Las verduras, (vegetales).
NARANJA:	Los cereales y pastas.
AZUL:	Los lácteos y derivados.
MORADO:	Las carnes y sustitutos.
AMARILLO:	Los aceites y grasas.

También hay algunos alimentos que tienen muy poco o ningún valor nutritivo, o sea que casi no tienen nutrientes, a ellos los llaman alimentos chatarra, los cuales debes evitar comerlos.

Los grupos de alimentos que estudiaremos la próxima clase serán los vegetales y las frutas, ¡No faltes!

Reafirmo mis conocimientos, desarrollo mis competencias

Rellena el espacio del color del grupo al que corresponde el alimento mencionado.

Frutas
Verduras
Cereales y pastas
Lácteos y derivados
Carnes y sustitutos
Aceites y grasas

Lección 26

Los vegetales y las frutas

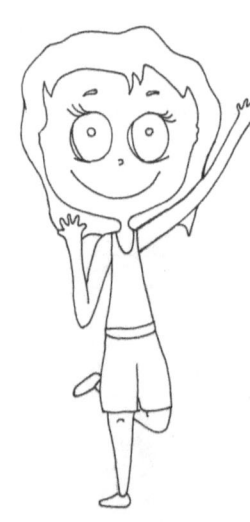

Hola, soy Sanita. ¿Cómo estás? Creo que muy bien porque noto que has mejorado tu estilo de vida y estás aprendiendo a comer mejor.

¿Recuerdas lo que vimos la clase anterior? ¿Recuerdas los colores que usamos para distinguir los grupos de alimentos? Revisen el cuadro de la clase anterior. Ahí en los grupos de alimentos están en verde los vegetales.

Ahora aprenderemos más sobre los vegetales que son nuestra principal fuente de fibra, ellos contienen minerales y vitaminas, además Sacarita está en ellos, aunque en menor cantidad que en las frutas.

Como son muy buenos para tu salud, los debes comer todos los días, incluyendo un poco en el almuerzo y una buena cantidad en la comida ya que mejoran la digestión por su contenido en fibra.

Los vegetales o verduras, son todos aquellos alimentos que no son de origen animal; como la zanahoria, la papa, la coliflor, el brócoli, la lechuga, las calabacitas y muchos más.

Checa que en tu casa siempre existan vegetales, cuando descubras que no hay, avisa a tus papás para que traigan más.

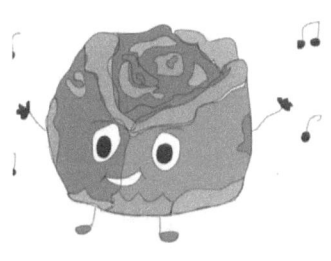

Las frutas tienen muchas glucositas, vitaminitas y mineralitos, por ello debemos comer tres o más frutas todos los días.

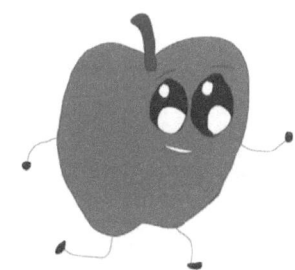

Es mejor comer la fruta completa y no en jugo, porque algo que también nos dan las frutas es fibra.

Así pues las frutas nos dan: Vitaminas, minerales, glucosa y fibra.

Las frutas no contienen grasitas, ni proteinitas, por lo que para obtener estos nutrientes debemos consumir otros alimentos.

Reafirmo mis conocimientos, desarrollo mis competencias

Escribe el nombre de algunos vegetales en nuestro libro:

_____ _____ _____

_____ _____ _____

_____ _____ _____

Lección 27

Los cereales y las pastas

¡Creo somos casi expertos en el conocimiento de los alimentos!

¿Qué diferencia encuentras entre los vegetales y los cereales? Comenten en equipos sus opiniones.

Mira, los cereales son las semillas de muchas plantas. Se comen como semillas y son muy ricas, y también se pueden moler para hacerlas polvito y con ellas hacer las tortillas y el pan. ¿Ahora ves mejor la diferencia con los vegetales? ¡Claro tú eres muy listo!

A mí Sanita me gusta un cereal muy especial, el maíz, porque con él se pueden preparar muchos alimentos y también se pueden hacer las tortillas de maíz. Si, qué ricas, yo también quiero una.

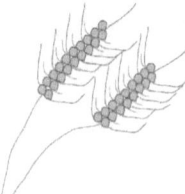 Otro cereal es el trigo, con él se puede hacer tortillas y panes de harina de trigo. ¡Humm suavecitos!

El maíz y el trigo son de los alimentos más importantes del mundo, contienen muchas glucositas, algunos mineralitos y pocas grasitas. Consumir cereales todos los días te ayudará a darte mucha energía y a crecer muy sano.

Y las pastas... estas son alimentos preparados con una masa cuyo ingrediente básico es la harina de trigo.

Algunos ejemplos de pastas son:
Las sopas de pasta
Los espaguetis
Los macarrones
Los fideos

En las pastas se encuentran nuestros amigos "Los Nutrientes": Glucosita, Proteinita, Grasita, Vitaminita y Mineralito, y esto nos indica que también es un alimento que debes consumir.

Reafirmo mis conocimientos, desarrollo mis competencias

¿Te sabes algún cuento relacionado con el maíz o el trigo? Visiten la biblioteca y busquen algo interesante relacionado con cualquiera de estos dos cereales. Lean en voz alta por turnos y digan que fue lo que más les gusto.

Lección 28

Los lácteos y sus derivados

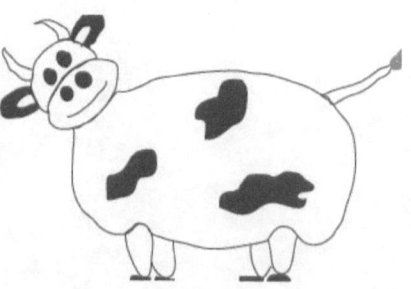 Seguramente en clases ya has visto que es un lácteo y cuáles son los derivados. Comenten lo que recuerden sobre este tema.

Yo Sanita, prepare muy bien mi lección y te diré que se denomina lácteo a un grupo de alimentos que incluyen la leche.

¿De dónde proviene la leche? ¡Exacto! de la vaca.

La leche es uno de los alimentos más completos y equilibrados, excelente a cualquier edad.

¿Cuáles son los derivados de la leche? Si, ya los conocer, por eso lo repasaremos.

Los derivados de la leche en nuestra alimentación son: la crema, el yogur, los quesos y la mantequilla. La crema concentra las grasas de la leche y en mayor cantidad aún, la mantequilla.

El queso es un alimento muy importante en nuestra dieta, ya sea consumido al natural o como parte de infinidad de platillos. Mejora la digestión, 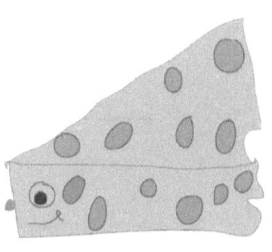 además facilita la asimilación de grasas y carbohidratos.

Los lácteos te dan calcio, que ayudan a que tus huesos y dientes estén fuertes, y también te dan glucositas, grasitas, vitaminas y proteínas.

Reafirmo mis conocimientos, desarrollo mis competencias

Realiza una lista de los lácteos que más comen en tu país. Pide a tus papás que te ayuden.

1. _____

2. _____

3. _____

4. _____

5. _____

6. _____

Tema 8

Carnes blancas y rojas aceites y grasas

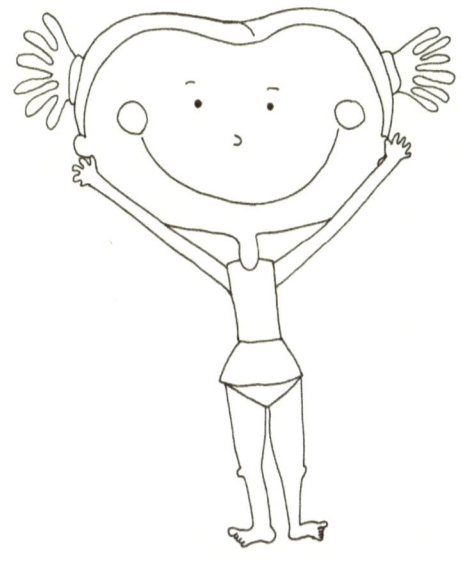

Objetivo: Que los chicos identifiquen los alimentos pertenecientes a los grupos de carnes, derivados y sustitutos de las carnes, aceites y grasas, así como algunas de las características de cada uno de ellos.

Lección 29

Las carnes blancas y las carnes rojas

¿Sabías que hay dos grupos de carnes? Se distinguen por dos colores.

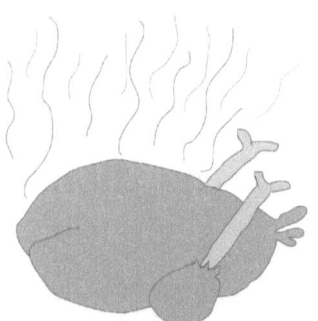 Cuáles son los grupos de carnes y por qué se les llaman así. Coméntenlo en el aula. Tú, ¿cuáles has consumido?

La carne es el alimento que tiene más proteinitas que todos, y también tiene grasitas, algunos mineralitos y vitaminitas, pero no tienen glucositas. Hay dos grupos de carnes en efecto, unas son las carnes blancas y otras son las rojas.

¿Cuáles son las carnes blancas?

Especifiquemos. Las carnes blancas son aquellas de las

aves y de los pescados. En general tienen muchas proteinitas y pocas grasitas, son fáciles de masticar y digerir. Las carnes blancas son: el pollo, el pavo y los pescados.

Se recomienda comer más carnes blancas que carnes rojas, ya que no contienen muchas grasitas, las debes comer cuatro o más veces a la semana, las puedes acompañar con vegetales.

Las carnes rojas son: res y cerdo. (La de res es la que se obtiene de las vacas y los toros). En estas se incluyen las carnes de chivo y borrego que también son carnes rojas.

Las carnes rojas en general tienen más grasitas y son más difíciles de digerir. Se recomienda comer carnes rojas dos o tres veces a la semana, aunque esto puede variar en algunas personas.

Las carnes contienen muchas proteinitas, pueden tener muchas o pocas grasitas, tienen pocos mineralitos y vitaminitas, no tienen glucositas.

El consumo de carnes contribuye a mantenerte en buen estado de salud, ayuda mucho al crecimiento y previene el desarrollo de enfermedades como la anemia y la desnutrición.

Reafirmo mis conocimientos, desarrollo mis competencias

Organícense en equipos y platiquen sobre qué tipo de carnes consumen más en su casa, cual les agrada más a ustedes y por qué.

Lección 30

Los derivados y los sustitutos de la carne

Ahora trataremos el tema de los sustitutos de la carne. ¡Vamos amiguitos!

Busquen en el diccionario que significa sustituir, luego organicen una charla en en equipos para establecer criterios de ¿Cómo podría sustituirse la carne? ¿Por qué alimentos? ¿Conoces algunos alimentos que puedan sustituir la carne?

Yo Sanita, busque en el diccionario también y encontré que sustituir significa "poner una cosa o persona en lugar de otra para realizar un trabajo o desempeñar su función", así es, y de esta forma puede sustituirse la carne, con legumbres, cereales, soya o diversos productos ya elaborados a partir de esta última.

Sustitutos de la carne:

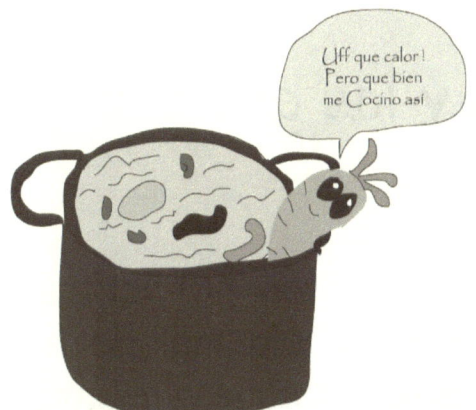

¿Recuerdas el tema de los cereales? recordemos que los cereales son alimentos con muchos nutrientes.

Con las verduras se pueden preparar variados platillos que harán que la comida sea más nutritiva, sana y deliciosa.

La soya es un excelente sustituto de la carne ya que no tiene colesterol ni grasas saturadas, es considerado uno de los alimentos más importantes del mundo.

Reafirmo mis conocimientos, desarrollo mis competencias

Como disfrutamos mucho aprendiendo sobre la salud y la nutrición, que tal si haces una rima en donde escribas sobre un alimento que sustituya la carne y donde digas lo agradable que puede ser comérselo. ¿Podrás? Si claro, porque sé que estás aprendiendo a hacer rimas.

Lección 31

Los aceites y las grasas

¿Sabías que las grasas son nutrientes? ¿Por qué generalmente se habla mal de las grasas?¿tú, consumes grasas? ¿qué alimentos te gusta con grasita? Escriban en el pizarrón una lista de alimentos que se preparen con grasa o que contengan grasitas.

Bien, yo Sanita te daré muy buena información. Las grasas son nutrientes muy importantes en nuestra alimentación, ya que son la principal forma en que nuestro cuerpo almacena la energía. Sin embargo, si comemos grasas en exceso el incremento en el almacén de energía puede producir enfermedades como la obesidad y muchas más.

Las grasas son los alimentos que contienen mayor cantidad de grasitas, y se dividen en dos grupos.

Grasas saturadas: son sólidas, como por ejemplo la manteca. (no se recomienda su consumo pues provoca enfermedades) no comas grasas saturadas.

Grasa Insaturadas: son líquidas, como por ejemplo los aceites. Estos contienen muchas grasitas. Por eso se deben consumir en pequeñas cantidades, recuerda que el exceso de grasita puede hacerte subir de peso, y perjudicar tu salud.

El consumo de grasas en exceso puede producir enfermedades del corazón. Por eso, trata de comer alimentos que tengan poca grasa, (prefiere la carne sin gordito por ejemplo), y es mejor comer alimentos asados que fritos.

Un buen hábito de alimentación es usar aceite de olivo en las ensaladas de vegetales como condimento, así como consumir pescado que tiene una grasita muy especial que se llama Omega 3 y es muy buena para tu salud.

Reafirmo mis conocimientos, desarrollo mis competencias

Elabora un anuncio en donde señales a los demás porque es mejor comer con poca grasa, recuerda que vas a promocionar como tener una mejor salud. Puedes poner los datos de un médico con dirección y teléfono. Coloquen el anuncio en su aula.

Lección 32

Reforzando lo aprendido

1. ¿Qué tema fue el que te llamo más la atención? _____

2. Escribe a qué grupo de carnes pertenecen los siguientes dibujos.

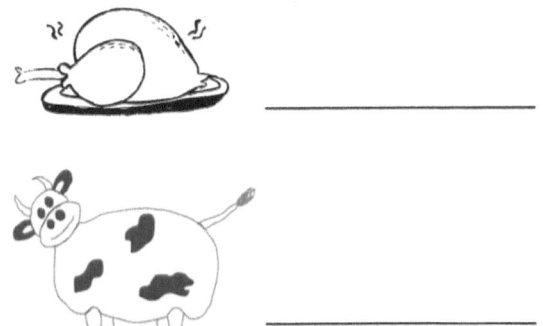 _____

_____

3. ¿Recuerdas los colores que se usan para distinguir a los grupos de alimentos? Rellena los siguientes círculos con los colores adecuados.

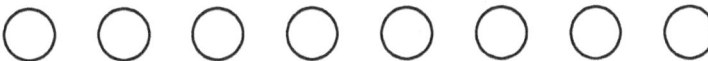

4. Escribe cuáles son dos de los principales cereales del mundo.

5. ¿De qué animal se deriva la mantequilla y la leche? _____

6. Hay alimentos que sustituyen a otros, como a la carne y las grasas. Escribe el nombre de un sustituto. _____

7. Explica por qué es necesario consumir pocas grasas: _____

QUINTO MÓDULO

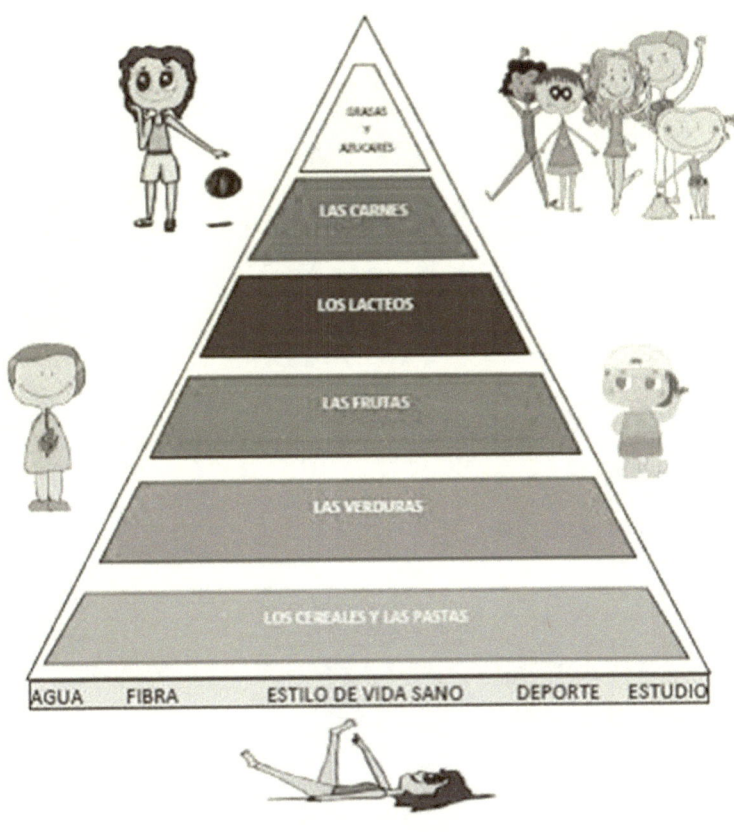

GRASAS Y AZUCARES

LAS CARNES

LOS LACTEOS

LAS FRUTAS

LAS VERDURAS

LOS CEREALES Y LAS PASTAS

AGUA   FIBRA   ESTILO DE VIDA SANO   DEPORTE   ESTUDIO

MI PIRÁMIDE DE ALIMENTACIÓN, EJERCICIO Y ESTILO DE VIDA

Tema 9

Mi pirámide de alimentación, ejercicio y estilo de vida

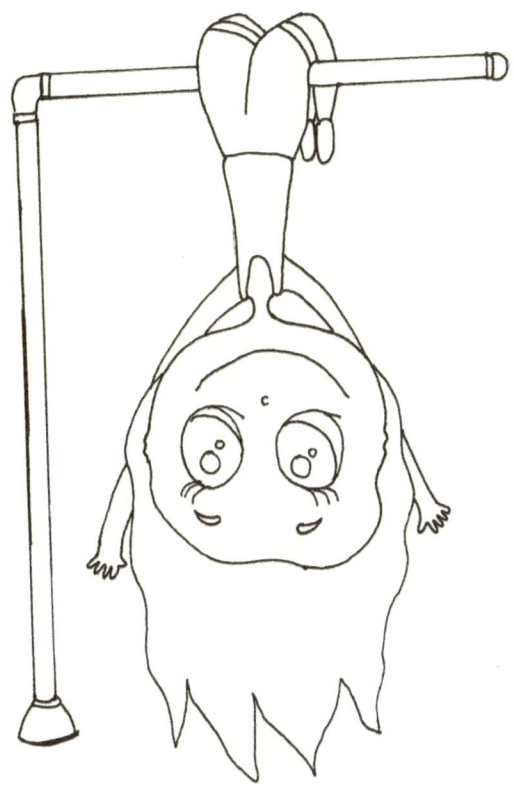

Objetivo: Que los niños y niñas construyan sus pirámides de alimentación, actividad física y estilo de vida.

Lección 33

Conociendo las pirámides

Estamos en el último módulo de nuestro curso de salud y nutrición. Ahora entraremos al mundo de las pirámides.

¿Sabes cómo son las pirámides? ¿De qué pirámides has escuchado? Tomen una enciclopedia y observen las grandes pirámides del mundo.

¿Qué tal he? Si son bellas. Yo, Sanita te puedo mencionar algunas como por ejemplo las pirámides de Teotihuacán y las de Egipto.

En este curso, las utilizamos como ejemplo para ordenar las cosas que hacemos, poniendo en la base lo que más necesitamos hacer o comer para mantener un buen estado de salud.

Las pirámides de alimentación pueden ser diferentes en cada persona, dependiendo de su edad, de lo que hace, o hasta si tiene alguna enfermedad. Por ejemplo:

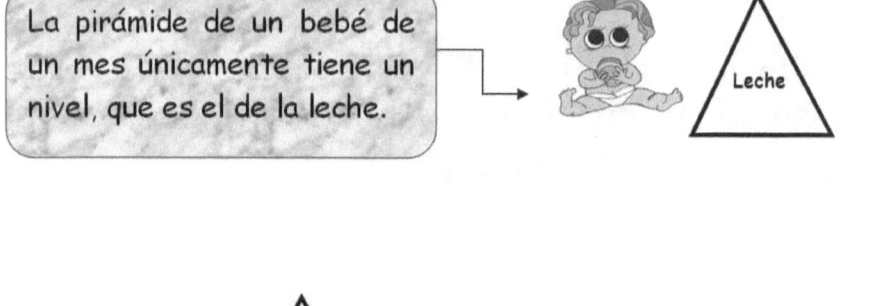

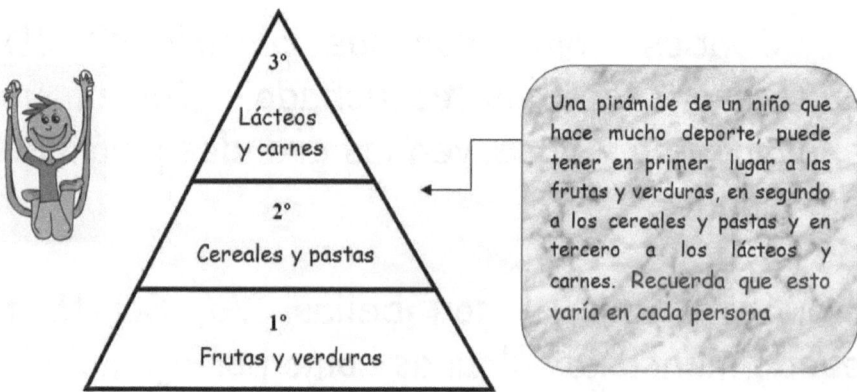

Por ejemplo, en la pirámide de una persona con diabetes, no debe haber alimentos que contengan azúcar como el pan dulce.

Además las pirámides también son diferentes dependiendo de las costumbres de cada familia.

Hay personas que consumen más productos integrales que son los que contienen más fibra y hay familias que no los acostumbran, hay quienes prefieren comer pan y a quienes les gusta más la tortilla.

Algunas familias toman café y otras no, algunas casi no comen carne y otras las consumen diariamente. Así pues la pirámide de alimentación puede ser muy diferente en cada persona, en cada familia, en cada país. Lo importante es que la pirámide represente una forma sana de comer.

Parece difícil ¿verdad?, pero no es así, en la próxima lección te enseñare como hacer tu pirámide de alimentación. ¡Hasta luego!.

Reafirmo mis conocimientos, desarrollo mis competencias

Analiza que acostumbras comer en tu casa, anota lo que comen más seguido en la base de una pirámide y lo que comen muy poco en lo más alto.

Compárala con la de tus compañeros, ¡Veras que interesante!

Lección 34

Mi pirámide de alimentación

Ya estamos al final del curso, y seguramente has aprendido mucho y estás feliz.

¿Recuerdas las normas del buen comer?
Trata de recordarlas sin verlas en el libro, luego léelas para ver si las recordaste bien.

Con estas normas y algunas recomendaciones puedes hacer tu pirámide de alimentación:

- Comer cuatro veces al día e incluir alimentos de todos los grupos.
- Observar las reglas de una buena alimentación.
- Comer más o comer menos de acuerdo a las necesidades de tu cuerpo.
- Si haces más ejercicio, comes más alimentos con energía. Como las frutas.

➡️ Agregar vegetales y frutas todos los días por lo menos en dos comidas.

➡️ Incluir carne o sustitutos de ella todos los días.

➡️ Tomar agua natural y alimentos que contengan fibra, todos los días.

En la base de tu pirámide puedes poner el agua y la fibra, los buenos hábitos de tu estilo de vida, la práctica del deporte y la educación en nutrición y salud.

Puedes empezar llevando la pirámide de alimentación de Sanita, en el primer nivel los cereales y pastas, pues son el grupo que debes consumir en mayor cantidad, en el segundo nivel las verduras, en el tercero las frutas, en el cuarto los lácteos, en el quinto las carnes y por ultimo en el sexto las grasas y los azúcares.

Reafirmo mis conocimientos, desarrollo mis competencias

Observa la pirámide de Sanita, seguramente se parece mucho a tu propia pirámide de alimentación. Recuerda que dependiendo de las costumbres de tu familia, del estado de salud y de cuanto ejercicio haces, puedes cambiarla un poquito. Analízala y compárala con la de tus compañeros.

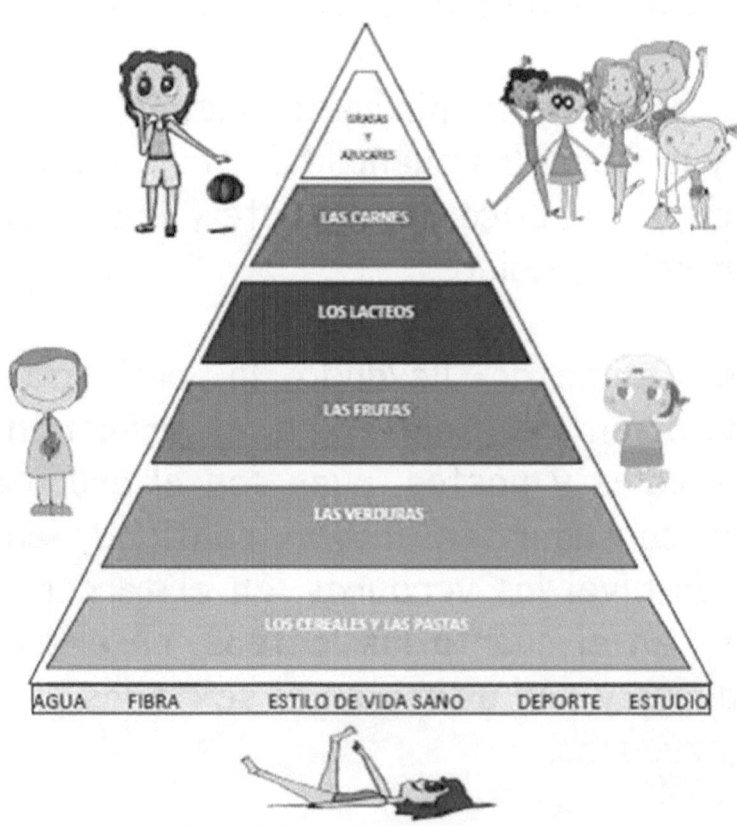

Lección 35

Mi pirámide de ejercicio y estilo de vida

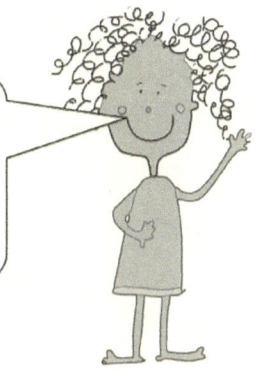

¿Se nota que me ha bajado la pancita?
¡Es que he mejorado mi actividad física! Hice mi pirámide de ejercicio y estilo de vida

※ Vimos la clase pasada la pirámide de alimentación. ¡Si, lo recuerdas!. Bien, pues ahora continuaremos con la pirámide de ejercico y estilo de vida.

Empecemos por el ejercicio. Recuerda que ayuda a mantenerte sano y fuerte, y si lo practicas diario tendrás muchos beneficios:

✓ Fortalecimiento de los músculos.
✓ Los huesos serán más fuertes.
✓ Mejorará el funcionamiento del corazón.

✓   Disminuirá el riesgo de enfermedades.

Excelente, empieza por anotar que quieres hacer cada semana, por ejemplo:

- Hacer ejercicio con la familia tres días
- Jugar activamente todos los días.
- Montar bicicleta 4 días
- Nadar tres días.
- Jugar futbol por la tarde dos días.
- Practicar tae kwon do dos días.

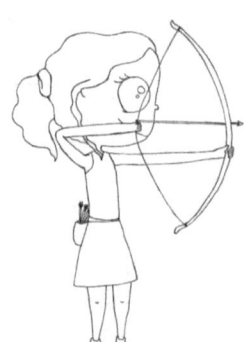

¡Vaya! si, nos quedó claro que tener actividad física nos ayuda en muchas cosas.

Para continuar, ¿Recuerdas que es estilo de vida? Completa la frase con las palabras que faltan:

Estilo de vida: Son las _____ que acostumbras realizar y que pueden hacer de ti una _____ persona.

Ahora, hagamos el ejercicio de construir la pirámide. Usa tus actividades para construirla.

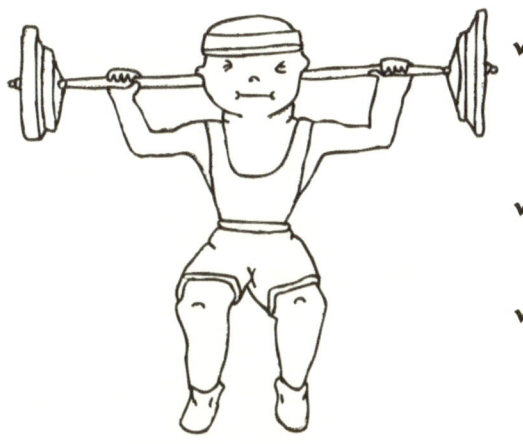

✓ L e v a n t a r m e temprano y bañarme.
✓ Hacer ejercicio por la mañana.
✓ Ayudar en mi casa a ordenar las cosas.
✓ Ordenar mi cuarto y arreglar mi cama.
✓ Hacer mis tareas.
✓ Ver televisión poco tiempo y seleccionar programas donde aprenda cosas interesantes.

Recuerden amiguitos que una acción que repitan se vuelve un hábito, un hábito repetido se vuelve una costumbre y cuando ustedes tengan esta costumbre y la practiquen todos los días se volverá un estilo de vida.

Las pirámides son buenas y nos mejoran la vida, desde tiempos remotos, no cabe duda. Soy Sanita, tu amiguita de la salud.

Reafirmo mis conocimientos, desarrollo mis competencias

Analiza la pirámide de ejercicio y estilo de vida de Sanita, den sus opiniones en clase y úsenla de ejemplo para construir la suya.

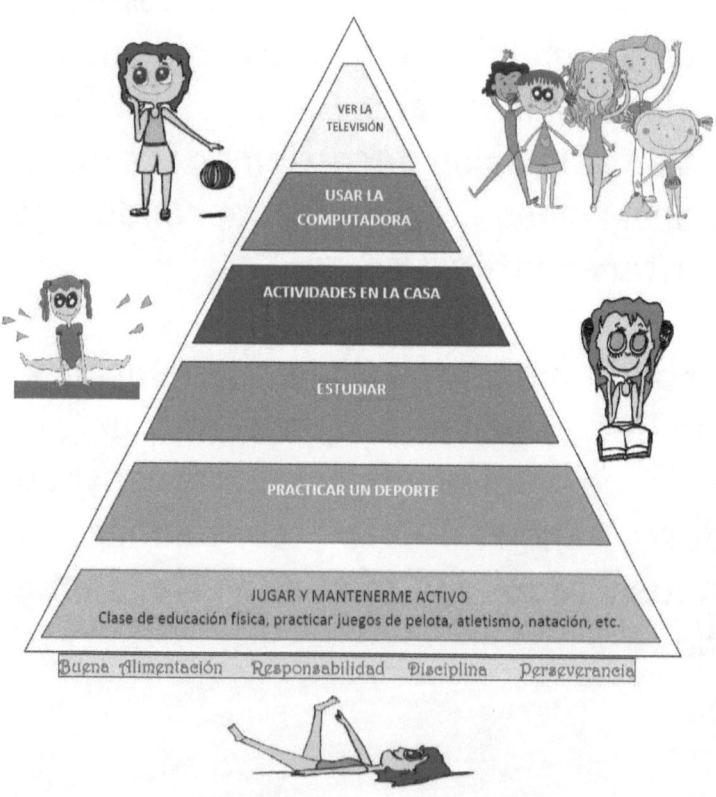

Lección 36

Reflexiones y conclusiones del curso de nutrición y salud

Evaluemos los aprendizajes esperados en nuestro Curso de Nutrición y Salud.

Hoy termina nuestra aventura de primer año con "Los Nutrientes". Nunca olvides que lo que aprendiste en este curso te ayudará siempre a ser mejor, a estar sano, a crecer más y tener éxito en todo lo que te propongas en la vida.

Recuerda con tu profesor todos los temas generales que tratamos en este libro. Elaboren un periódico mural que se quede en el aula para el siguiente curso y para que lo vean los demás compañeros. Resalten los conceptos más importantes.

Hablen sobre qué tema les gustó más y por qué. Redacten un texto sobre temas diversos. Organícense en equipos y cierren el curso de nutrición y salud exponiéndolos.

Finalmente, en grupo, reflexionen sobre los beneficios que tienen la buena alimentación y el ejercicio, y cómo todo ese aprendizaje está cambiando sus hábitos.

No olvides que **Glucosita, Grasita, Proteinita, Vitaminita y Mineralito y yo, Sanita,** seremos siempre

¡Tus mejores amigos!

El próximo año, iniciaremos una nueva aventura, con más conocimientos sobre nosotros los nutrientes, porque mientras más sepas de nosotros, más nos vas a querer y más beneficios podrás darle a tu cuerpo.

Quiere a tu familia, a tus amigos
y a toda la gente del mundo.
Disfruta tus vacaciones sanamente.

Nos vemos el próximo ciclo escolar

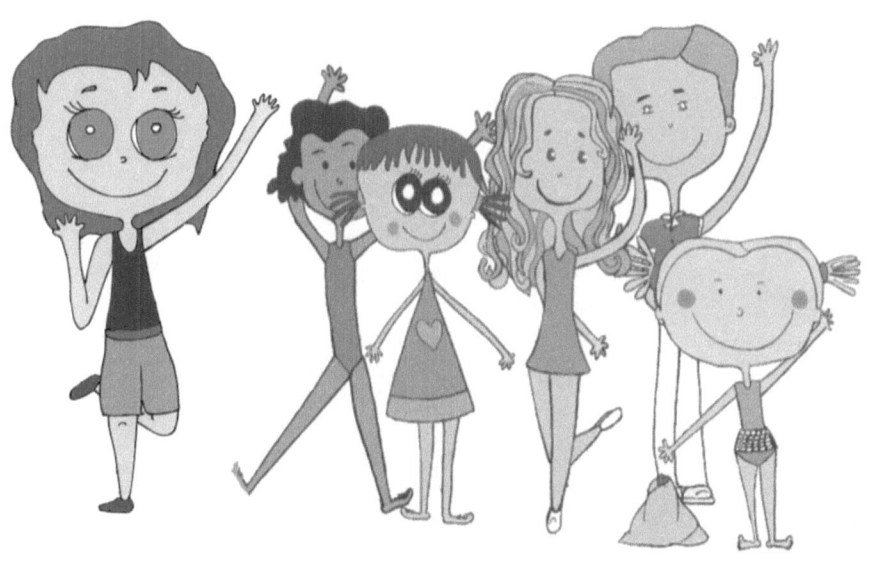

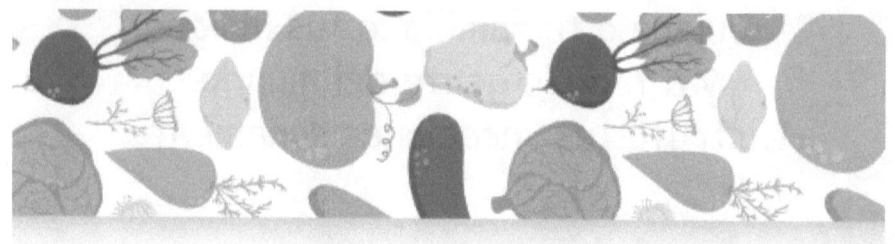

CURSO DE NUTRICION Y SALUD PARA
ESCUELAS PRIMARIAS

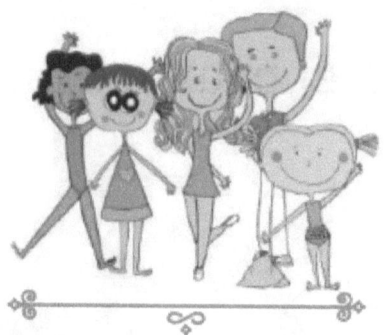

Avalado por:

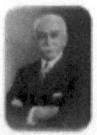

INTERNATIONAL NETWORK
OF PIERRE DE COUBERTIN
SCHOOLS

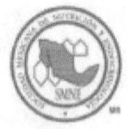

SOCIEDAD MEXICANA
DE NUTRICION
Y ENDOCRINOLOGIA A.C

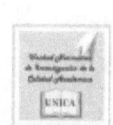

UNIDAD NORMATIVA
DE INVESTIGACION DE LA
CALIDAD ACADEMICA A.C.

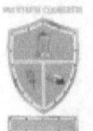

INSTITUTO COUBERTIN
DE MEXICO

Este libro forma parte del proyecto internacional EDUSANU, de la Asociación Latinoamericana de Diabetes, cuyo objetivo principal es prevenir el desarrollo de Diabetes y de Obesidad a través de mejorar el estado de nutrición y salud de los niños, en los países latinoamericanos.

Las escuelas interesadas en beneficiarse de este programa ingresar a: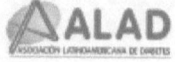
www.nutricionlatinoamerica.org

ISBN 978-1-4633-9215-4

9 781463 392154

www.ingramcontent.com/pod-product-compliance
Lightning Source LLC
Chambersburg PA
CBHW061309280526
45784CB00002B/942